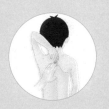

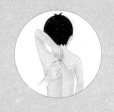

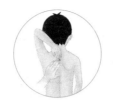

儿童经络按摩刮痧
速查图典

《健康大讲堂》编委会 ○ 主编

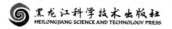
黑龙江科学技术出版社
HEILONGJIANG SCIENCE AND TECHNOLOGY PRESS

打响健康保卫战，
呵护孩子一生幸福

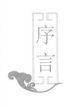 赠给孩子长命百岁锁

孩子出生时，父母都希望孩子能健健康康，长命百岁。当你的孩子身体感到不适时，父母的手很自然地就会去按摩孩子不舒服的地方，如肚子痛时会去揉揉肚子，颈痛时会去按按颈部，头疼时会去揉按头部。久而久之，人们就发现了有效的治疗病痛的穴道和反射区，从而形成了自成系统的特效穴位按摩和刮痧手法。中医学说渊源流长而又博大精深，几千年来自成体系，在小儿医疗诊治方面积累了大量的临床经验，通过推拿、刮痧、针灸、拔罐、中药等不同手法的运用，通经络，平阴阳，和营卫，理气血，调脏腑，治疗疾病和养生保健。

人体是以五脏（心、肺、肝、脾、肾的总称）为中心，通过经络联络全身的有机整体。按摩、刮痧等手法改善孩子身体经络、血液循环，祛除体内污浊之气，让经络畅通，气血旺盛，"痛则不通，通则不痛"，血脉要通、气要通和、心气要通、胃肠要通，要孩子吃得下，睡得着，拉得净，才能放得开，长得快，身体好。

与西医打针、输液、吃西药相比，中医经络疗法不会给孩子造成新的伤口，杜绝了伤口感染的可能性，减轻了孩子的疼痛，同时帮助父母解决孩子不喜欢吃苦药的问题，轻轻松松为孩子治病，再也没有药物毒副作用的担心。

同时，中医疗法入门简单，不须理解艰深的知识，不必使用专业的医疗器材，父母只要找到正确的穴位及反射区，只需学会简单的穴位按摩、刮痧手法，熟练之后很快就能掌握，在家轻轻松松为孩子治病，随时随地，效果显著，每个父母都可以成为按摩师、刮痧师，一看就懂，一学就会。

如果父母拥有一些基本的按摩常识，对孩子日常生活中的一些小病就能够通过按摩解决，孩子能在爸爸妈妈温暖、舒服的抚摩中感受到父母对自己的疼爱，增进彼此的亲情，同时可以最大限度地避免在医疗上"过度消费"，用最少的投入获得最大的健康收益。

☯ 小小年纪话养生

　　人体本身存在较大的差异，而在人的一生中，小儿的生长发育变化是最为显著，最具特点的。有人认为，养生只是老年人的事情，对于小孩而言，只要吃饱穿暖，不必刻意讲究养生的问题。其实，这是一个大大的错误。小儿养生不仅非常重要，内容丰富，而且相当必要，它决定着孩子未来一生的健康。

　　小儿养生主要从几个方面来进行：精神调养、饮食调养、起居调养以及教育培养等方面。首先，父母对孩子要给予全身心的关爱，对于孩子表现出的喜、怒、哀、乐等表情和心情状态要给予及时的回应，这样有助于孩子与周围的环境形成互动的和谐关系，同时让孩子感到满足，有安全感，各方面的能力也会很快提高。其次，父母要注重孩子的饮食，孩子的身体处于不断成熟完善阶段，对各种营养物质的需求较多，尽量做到多样化，粗细搭配，均衡化，同时要保护孩子的肠胃，避免孩子养成偏食和挑食的不良习惯，从每天一日三餐做起。第三，适当的体格锻炼可以增强孩子各个系统器官的功能，使孩子的体格和神经系统得到发展，动作更加协调、灵敏，增强身体抗病能力和免疫力，同时培养孩子乐观、坚强的优良品质。教育培养是指为孩子提供有目的、有计划的教育，开发孩子智力，同时对孩子的生理、心理健康进行必要的指导，使其树立正确的人生观和价值观。

☯ 关于本书

　　本书从父母的需求出发，为家长们重点介绍中医疗法中简单易操作的穴位按摩、刮痧手法，分析儿童身体不同发展阶段的生理病理特点，以脉络学说作为主导理论，辅助日常食物疗养，并运用简洁清晰的图解形式为家长提供各种疾病的中医疗法。同时，根据孩子生活、学习特点，为孩子制定专门的中医日常保健养生法和体质保健养生法，保孩子一生健康。

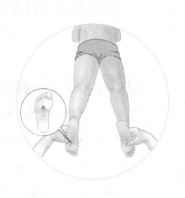

儿童经络按摩刮痧速查图典

Contents 目录 ▶

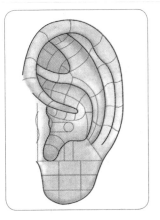

耳朵与脏腑关系密切，耳朵位于头部两侧，司听觉，主平衡。全身各大脉络皆汇于耳，使耳与全身各部及脏腑发生密切联系

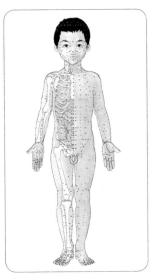

人体的经络和穴位与脏腑的关系密切，通则不痛，痛则不通

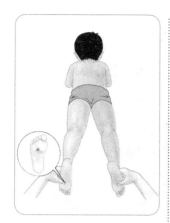

涌泉穴：缓解儿童腰酸背疼

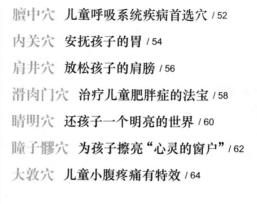
第四章

赶走恼人的小病小灾
——小儿常见病的治疗法

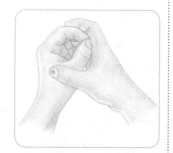

合谷穴：儿童牙疼是病也不怕

第五章

孩子的幸福写在脸上
——小儿五官科疾病的治疗法

目录

第六章

打造百毒不侵的金刚罩

—— 小儿皮肤、运动系统疾病的治疗法

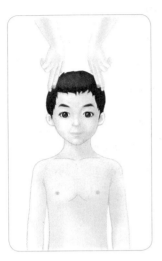

头维穴取穴：患儿正坐或仰靠、仰卧，父母用食指与中指并拢，中指指腹位于头侧部发际里发际点处，食指指腹所在处即是

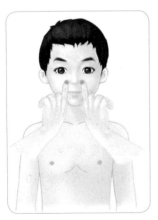

迎香穴取穴：患儿正坐，父母双手轻握拳，食指中指并拢，食指指尖贴鼻翼两侧，食指指尖所在的位置即是

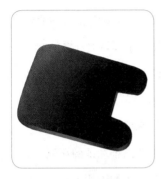

刮痧板：父母给孩子刮痧应选用正规的刮痧板，专板专用，避免交叉感染。刮痧完毕后要用肥皂清洗，并放在干燥清洁的环境中存放

第七章

挖掘人体五脏六腑的健康源泉
—— 小儿脏腑疾病的治疗法

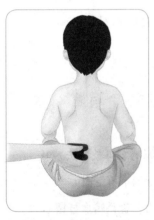

面刮法：用刮板的1/3边缘，接触皮肤，刮板向刮拭的方向倾斜45度，用腕力多次向同一方向刮，适用于身体较平坦部位

第八章

拥有神清气爽的好心情
——小儿神经系统疾病的治疗法

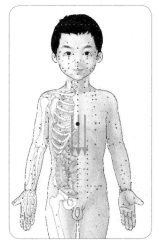

用面刮法刮拭胸部的膻中穴

第九章
抓住突发意外的救命稻草
——小儿急症的治疗法

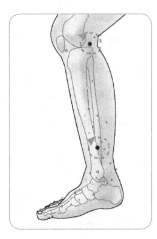

用平面按揉法按揉三阴交穴

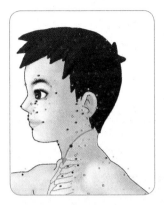

用面刮法刮拭前颈部外侧的人迎穴

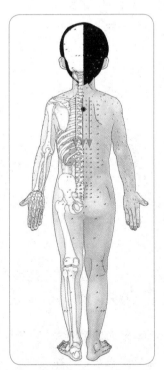

用面刮法刮拭背部的身柱穴

● 速查表

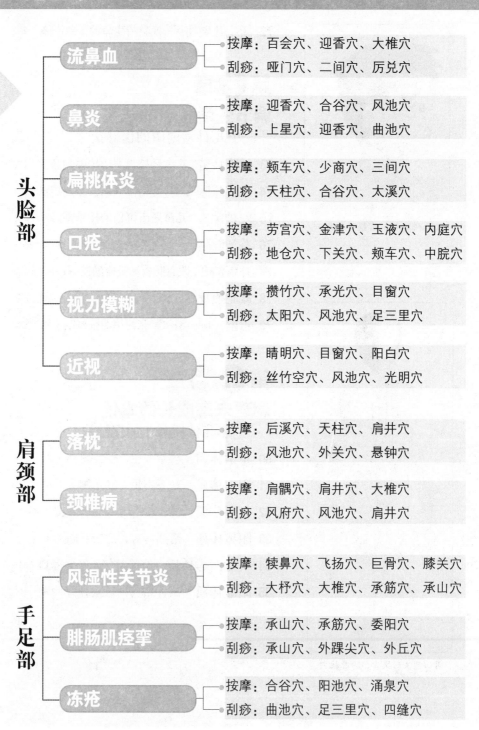

头脸部

流鼻血
- 按摩：百会穴、迎香穴、大椎穴
- 刮痧：哑门穴、二间穴、厉兑穴

鼻炎
- 按摩：迎香穴、合谷穴、风池穴
- 刮痧：上星穴、迎香穴、曲池穴

扁桃体炎
- 按摩：颊车穴、少商穴、三间穴
- 刮痧：天柱穴、合谷穴、太溪穴

口疮
- 按摩：劳宫穴、金津穴、玉液穴、内庭穴
- 刮痧：地仓穴、下关穴、颊车穴、中脘穴

视力模糊
- 按摩：攒竹穴、承光穴、目窗穴
- 刮痧：太阳穴、风池穴、足三里穴

近视
- 按摩：睛明穴、目窗穴、阳白穴
- 刮痧：丝竹空穴、风池穴、光明穴

肩颈部

落枕
- 按摩：后溪穴、天柱穴、肩井穴
- 刮痧：风池穴、外关穴、悬钟穴

颈椎病
- 按摩：肩髃穴、肩井穴、大椎穴
- 刮痧：风府穴、风池穴、肩井穴

手足部

风湿性关节炎
- 按摩：犊鼻穴、飞扬穴、巨骨穴、膝关穴
- 刮痧：大杼穴、大椎穴、承筋穴、承山穴

腓肠肌痉挛
- 按摩：承山穴、承筋穴、委阳穴
- 刮痧：承山穴、外踝尖穴、外丘穴

冻疮
- 按摩：合谷穴、阳池穴、涌泉穴
- 刮痧：曲池穴、足三里穴、四缝穴

胸部

支气管肺炎
- 按摩：膻中穴、中府穴
- 刮痧：身柱穴、肺俞穴、丰隆穴

贫血
- 按摩：血海穴、气海穴、足三里穴
- 刮痧：百会穴、三阴交穴、涌泉穴

腰腹部

小儿便秘
- 按摩：天枢穴、商曲穴、支沟穴
- 刮痧：关元穴、大肠俞穴、公孙穴

急性肠胃炎
- 按摩：内庭穴、肓俞穴、太冲穴
- 刮痧：中脘穴、温溜穴、胃俞穴

阑尾炎
- 按摩：阑尾穴、天枢穴、足三里穴
- 刮痧：上巨虚穴、梁丘穴、气海穴

腹泻
- 按摩：天枢穴、血海穴、长强穴
- 刮痧：脊中穴、天枢穴、足三里穴

肠道蛔虫病
- 按摩：大横穴、四缝穴、百虫窝穴
- 刮痧：期门穴、胆俞穴、阳陵泉穴

痢疾
- 按摩：商曲穴、天枢穴、肓俞穴
- 刮痧：气海穴、曲池穴、上巨虚穴

其他

坐骨神经痛
- 按摩：殷门穴、委中穴、环跳穴
- 刮痧：阳陵泉穴、悬钟穴、昆仑穴

小儿呕吐
- 按摩：期门穴、公孙穴、内关穴
- 刮痧：天突穴、内关穴、足三里穴

小儿遗尿症
- 按摩：三阴交穴、气海穴、肾俞穴
- 刮痧：关元穴、肾俞穴、尺泽穴

新生儿黄疸
- 按摩：阴陵泉穴、肓俞穴、胆俞穴
- 刮痧：至阳穴、劳宫穴、中脘穴

小儿湿疹
- 按摩：血海穴、阴陵泉穴、三阴交穴
- 刮痧：肩髃穴、肝俞穴、合谷穴

第一章 解开孩子的身体密码

——从头到脚判断孩子身体健康

奥地利教育家赛弥·莫尔肖在他的《读懂孩子的身体语言》中说道："儿童需要被理解，而不仅仅是被照料。理解是爱的第一步。"父母对孩子的爱是深厚的，是宽广的，更应该是理性的。了解孩子的身体结构非常必要，它这不仅有利于孩子未来的健康，对于孩子成长过程中的疾病治疗更是有很大的帮助。

人体是由肌肉、骨骼、组织、器官以及系统构成，其中人体有运动系统、血液循环系统、消化系统、生殖系统、泌尿系统、呼吸系统、神经系统、内分泌系统这八大系统。在儿童的成长发育期，每一生理结构都是密不可分的重要组成部分，并组成一个复杂、精密的整体，支撑着孩子的未来。

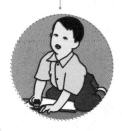

● 小儿的年龄分期
孩子成长的每一步

● 儿童生理病理特点
独具特色的生理与病理

● 中医四诊观察孩子
望、闻、问、切

本章看点

小儿的年龄分期

根据小儿时期生长发育过程变化规律所作的阶段划分，叫年龄分期。

小儿在短短的不到二十年的时间里，其形体、生理功能将会发生几次量变到质变的飞跃，掌握小儿生长发育各个年龄段分期以及发育状况与健康影响因素，将对孩子的生长发育有很强的指导意义。目前小儿年龄分期一般可划分为七个阶段：胎儿期、新生儿期、婴儿期、幼儿期、幼童期、儿童期、青春期。

●七个阶段

阶段名称	时间	发育状况	健康影响因素
胎儿期	从受孕到分娩共40周	胎儿完全依靠母体生存，胎儿的各个系统逐步分化形成，妈妈的健康对胎儿的生长发育影响巨大	妈妈的身体若是受到物理或药物损伤、感染、营养缺乏、心理创伤、疾病等因素影响，会直接影响胎儿发育，严重者可导致流产、死胎、先天性疾病或生理缺陷等
新生儿期	从出生到满28天为新生儿期	新生儿开始呼吸和调整血液循环，依靠自己的消化系统和泌尿系统，摄取营养和排泄代谢产物。形体上体重增长迅速，大脑皮质主要处于抑制状态，兴奋度低	新生儿患病死亡率高，如早产、畸形、窒息、胎黄、脐风、呼吸道感染、惊风等，多与分娩以及护理不当有关系
婴儿期	从出生28天后到满1周岁	婴儿生长发育非常快，对营养的要求非常高，多为母乳或牛乳喂养，辅助食品可适当增加	此时的婴儿脏腑娇嫩，行气未充，抗病能力较弱。恶心、呕吐、腹泻、营养不良及感染性疾病易发作
幼儿期	从1周岁到3周岁	幼儿体格增长较前一段时间缓慢，生理功能日趋完善，乳牙逐渐出齐，语言能力发展迅速	饮食不当有可能会引起厌食、呕吐、腹泻以及营养不良等病症，且急性传染病的患病概率增加
幼童期	从3周岁到7周岁	幼童体格生长减缓，而神经系统发育迅速，语言能力进一步提高，理解和模仿能力增强	此时的幼童活泼好动，但又对未知危险没有防范能力，常会导致中毒、溺水、摔伤等意外事故
儿童期	从6、7周岁到12、13周岁	体重增长加快，更换乳牙，除生殖系统外，其他身体器官发育接近成人水平，身体营养需求旺盛	对疾病的抵抗能力进一步增强，学龄儿童的近视发病率大大增加，同时龋齿、肾病综合征、哮喘、过敏性紫癜、风湿等疾病发病率提高
青春期	女孩一般从11~12周岁到17~18周岁，男孩一般从12~14周岁到18~20周岁	生殖系统发育迅速，体格增长快，身高增长明显，第二性征显现，心理和生理变化明显	生长旺盛带来痤疮、第二性征发育异常等疾病

孩子成长的每一步

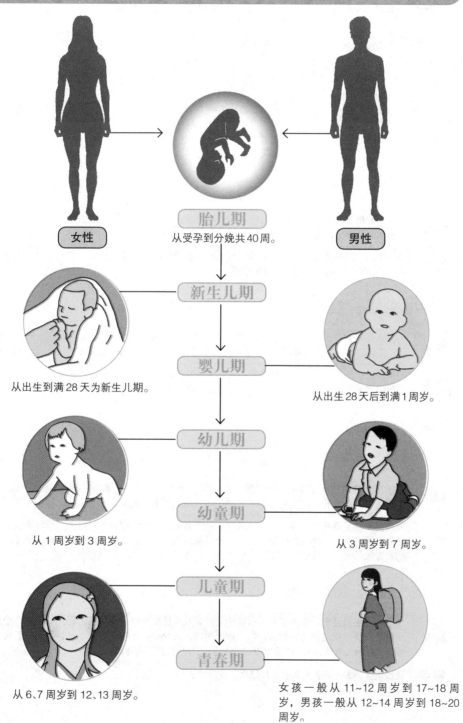

胎儿期
从受孕到分娩共40周。

女性

男性

新生儿期

婴儿期

从出生到满28天为新生儿期。

从出生28天后到满1周岁。

幼儿期

幼童期

从1周岁到3周岁。

从3周岁到7周岁。

儿童期

青春期

从6、7周岁到12、13周岁。

女孩一般从11~12周岁到17~18周岁，男孩一般从12~14周岁到18~20周岁。

儿童生理病理特点

> 与成年人的身体状况不同，小儿的生长发育有着自己独有的生理和病理特点，而且年龄越小，变化越显著。因此，对于小儿的生长发育、疾病防治要从他们自身的情况出发，不能简单地以成人的观点看待。

●生理特点

脏腑娇嫩，形气未充

释义	五脏六腑稚嫩柔弱而不成熟，四肢百骸、肌肉筋骨、精血津液等形体结构以及肺气、脾气等机体的各种生理功能活动相对不足，以肺、脾、肾最为突出
特点	稚阴稚阳，即机体柔嫩、经脉未盛、气血未充、神气怯懦、脾胃薄弱、肾气未满、精气未足、筋骨未坚，阴长而阳充，互相生长

生机勃勃，发育迅速

释义	小儿在发育过程中，无论是体格、智力，还是脏腑功能，均不断趋向完善与成熟方面发展，年龄越小，生长发育的速度也越快，如旭日初升，草木方萌，蒸蒸日上，欣欣向荣
特点	纯阳，即正常小儿是有阳无阴或阳亢阴亏的盛阳之体，生机旺盛，蓬勃发展，对水谷精细物质的需求更为迫切

●病理特点

发病容易，传变迅速

释义	由于小儿脏腑娇嫩，患病时邪气嚣张而壮热，且因小儿神气怯弱，故邪易深入，且小儿得病之后，有变化迅速的特点，其寒热虚实，容易相互转化或同时出现
特点	易虚易实，易寒易热，即小儿一旦患病，邪气易实而正气易虚，同时由于"稚阴未长"，故易呈阴伤阳亢，表现热的征候，而由于"稚阳未充"，机体脆弱，尚有容易呈阳虚衰脱的一面，而表现出阴寒的征候

脏气清灵，易趋健康

释义	由于小儿生机勃勃、活力充沛，所以小儿患病虽有传变迅速、病情易转恶化的一面，但由于脏气清灵，反应敏捷的特点，加之病因单纯，又少七情之害、色欲之伤，因而在患病之后，如能恰当及时治疗和护理，病情易好转，容易较快恢复健康
特点	随拨随应，即身体较为容易恢复健康

独具特色的生理与病理

儿童生理与病理的关系

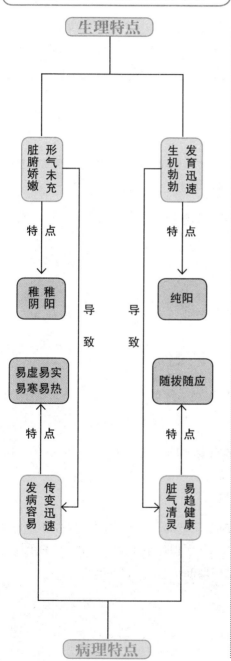

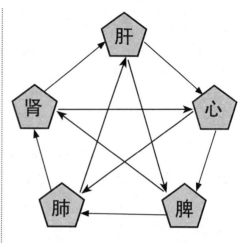

五脏： 心、肝、脾、肺、肾。

五脏藏气血、津液、精气等微营养物质。

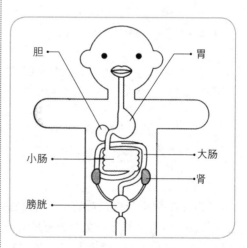

六腑： 小肠、胆、胃、大肠、膀胱和三焦。

六腑主要负责对食物的消化、吸收、输送和排泄。

中医四诊观察孩子

望、闻、问、切四诊，是中医诊察疾病的主要方法，儿科疾病的诊断也是根据四诊参合的病史资料进行辨证，诊断为某一性质的征候的过程。同时，由于小儿自身的生理和病理特点，小儿的四诊的运用又与大人的不同。

● 望

望颜面

颜部面色是脏腑气血盛衰的外部表现，小儿面色以红润而有光泽为正常，枯槁无华为不良。中医望诊的主要色泽以五色主病，即赤、青、黄、白、黑。

赤色	病因	多主热证，气血得热则行，热盛则血脉充盈而红
	病症	外感风热：面红耳赤，咽痛 阴虚内热：午后颧红
青色	病因	多为寒证、痛证、瘀血和惊风
	病症	里寒腹痛：面色青白，愁眉苦脸 惊风或癫痫：面青而晦暗，神昏抽搐
黄色	病因	多属体虚或脾胃湿滞
	病症	脾胃失调：面黄肌瘦，腹部膨胀 肠寄生虫病：面黄无华，伴有白斑
白色	病因	多为寒证、虚证，为气血不荣之候
	病症	肾病：面白且有浮肿为阳虚水泛 血虚：面白无华，唇色淡白
黑色	病因	多为肾阳虚衰，水饮不化，气化不行，阴寒内盛，血失温养，气血不盛
	病症	水饮证：目眶周围色黑

察指纹

指纹是指小儿食指虎口内侧的桡侧面所显露的一条脉络，按指节可分为风关、气关、命关三部分。在光线充足的地方，一手捏住小儿食指，用另一只手拇指桡侧，从小儿食指段命关到风关，用力且适中地推几下，指纹即显露。

正常	淡红略兼青，不浮不沉，隐现于风关之上
病症	浮沉分表里，红紫辨寒热，三关测轻重

察颜色知健康

面色与病症的关系

  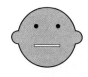

| 赤色 | 青色 | 黄色 | 白色 | 黑色 |

赤色	多主热证，气血得热则行，热盛则血脉充盈而红。
青色	多为寒证、痛证、瘀血和惊风。
黄色	多属体虚或脾胃湿滞。
白色	多为寒证、虚证，为气血不荣之候。
黑色	多为肾阳虚衰，水饮不化，气化不行，阴寒内盛，血失温养，气血不盛。

指纹与病症的关系

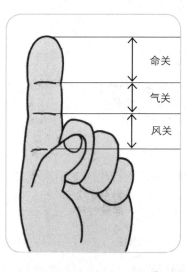

浮沉分表里	指纹浮而易现者→主表证
	指纹沉而不现者→主里证
红紫辨寒热	指纹鲜红→主风寒证
	指纹色紫→主热证
	指纹深红→胃肠湿热
	指纹黯紫→邪热郁滞
三关测轻重	反现于风关→多邪浅病轻而易治
	达于气关→病情稍重邪已深入
	达于命关→病情加重
	达于指尖→若非一向如此，则病情危重

风关	食指第三节。
气关	食指第二节。
命关	食指第一节。

望五官

中医认为，人体内五脏与外在的五官有着密切的关系，脏腑的病变往往反映在五官的变化上。因此，察看五官，可以找到脏腑病变的痕迹。

		目为肝之窍	
眼睛	观察部位	眼神、眼睑、眼球、瞳孔、巩膜、结膜	
	病症	正常：目光有神，光亮灵活，肝肾气血充盈	
		惊风：两目呆滞或直视上窜	
		病危：瞳孔缩小或不等或散大或无反应	
		舌为心之苗	
舌头	观察部位	舌体、舌质、舌苔	
	病症	正常：舌体淡红润泽，活动自如，舌苔薄白而干湿适中	
		气血虚亏：舌质淡白	
		气滞血瘀：舌质发紫	
		邪入营血：舌质红绛	
		脾开窍于口	
嘴	观察部位	口唇、牙齿、齿龈、口腔黏膜、咽喉	
	病症	正常：唇色淡红润泽，齿龈坚固，口中黏膜平滑	
		血瘀：唇色青紫	
		胃热上冲：齿龈红肿	
		鹅口疮：满口白屑	
		麻疹早期：两颊黏膜有白色小点，周围有红晕	
		肺开窍于鼻	
鼻子	观察部位	有无分泌物以及分泌物的形状以及鼻子的外观	
	病症	正常：鼻孔呼吸正常，无鼻涕外流，鼻孔湿润	
		感冒：鼻塞流清涕，为外感风寒引起的感冒，鼻流黄浊涕，为外感风热引起的感冒	
		肺热：鼻孔干燥	
		耳为肾之窍	
耳朵	观察部位	耳朵的外形、耳内有无分泌物	
	病症	正常：耳廓丰厚，颜色红润，即为先天肾气充足	
		腮腺炎：以耳垂为中心的周缘弥漫肿胀	
		中耳炎：耳内疼痛流脓，肝胆火盛	

察二便

孩子大小便的变化对疾病诊断有一定意义，尤其是腹泻的患儿，来看病时，家长要带一份新鲜的大便，给医生看看，便于做化验检查。若发现尿有不正常时，就需带一瓶清早的第一次尿，化验检查。

大便		小便	
正常	颜色黄而干湿适中，新生儿以及较小婴儿的大便较稀薄	正常	尿色多清白或微黄
内伤乳食	大便稀薄	疳证	小便混浊如米泔水，为饮食失调，脾胃虚寒，消化不佳
内有实热	大便燥结	黄疸	小便色深黄，为湿热内蕴
细菌性痢疾	大便赤白黏冻，为湿热积滞		

表里合一的有趣机体

五官与脏腑的关系

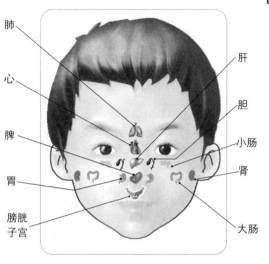

肺
心
脾
胃
膀胱
子宫

肝
胆
小肠
肾
大肠

五脏荣枯在面色上的表现

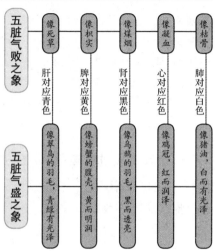

五脏气败之象	像死草	像枳实	像煤烟	像凝血	像枯骨
	肝对应青色	脾对应黄色	肾对应黑色	心对应红色	肺对应白色
五脏气盛之象	像翠鸟的羽毛，青绿有光泽	像螃蟹的腹壳，黄而明润	像乌鸦的羽毛，黑而透亮	像鸡冠，红而润泽	像猪油，白而有光泽

耳朵与脏腑的关系

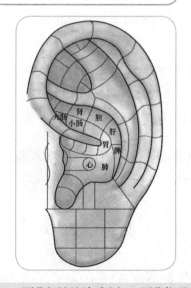

大肠 小肠 肾 胆
肝
胃 脾
心 肺

耳朵与脏腑关系密切，耳朵位于头部两侧，司听觉，主平衡。全身各大脉络皆汇于耳，使耳与全身各部及脏腑发生密切联系。

舌与脏腑的关系

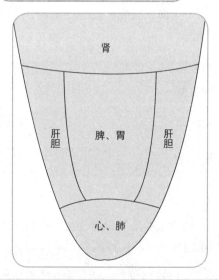

肾
肝胆 脾、胃 肝胆
心、肺

舌头与人体脏腑经络关系密切。舌体是全舌的肌肉脉络组织，中医认为舌体有赖于气血的濡养和津液的滋润，舌体的形态、舌色与气血的盈亏、运行状态有关系。

● 闻

听声音

包括闻听小儿的啼哭、咳嗽、声息、呼吸等声音的变化，以及利用听诊器倾听小儿的呼吸和心音。

啼哭声	正常：哭声洪亮而长，并有泪液
呼吸声	正常：呼吸均匀，节奏适中，无杂音，无阻碍
咳嗽声	正常：声音畅利，痰易咳出
语言声	正常：语言声息清晰响亮
心音	正常：3岁以下正常小儿的心率为每分钟100次以上

嗅气味

嗅气味包括通过嗅觉辨析口气、呕吐物和大、小便的气味等。

口	正常：无异味
呕吐物	积食：呕吐酸腐夹杂不消化的食物
二便	伤食：大便酸臭而稀多

● 问

由于婴幼儿或者儿童对自我的感受表达不是很清晰，同时对于自己的身体状况了解不全面，因此家长主要观察小儿的发病情况，以及孩子的饮食情况、生活起居等情况。

知寒热	小儿的寒热应由父母对孩子触摸的感觉得知，如手足心热、头额热、授乳时口热等
察二便	父母主要从小儿大便的次数、形状、颜色、质量以及多少来判断孩子的身体状况
观饮食	孩子的饮食情况可以反映其脾胃的盛衰，主要包括吃饭和喝水的情况，同时还有口唇的干湿状况
看睡眠	正常小儿的睡眠以安静为佳，年龄越小，睡眠时间越长。睡时盗汗、磨牙、惊厥、嗜睡都是身体不正常的反应

● 切

切诊主要是父母通过在小儿身体的某些部位按或触，以了解孩子的疾病状况，主要包括脉诊和按诊两个方面。

脉诊	一般3岁以下的小儿以看指纹代替脉诊，3周岁以后才采用脉诊 小儿一般采用"一指定三关"的切脉方法，即用一个拇指或食指面切按寸、关、尺。正常小儿脉象平和，与成人相比软而速
按诊	按诊主要是用手指触摸或者按压患儿的某些部位，以了解疾病的部位、性质和病情轻重，包括触摸、按压、或叩打检查皮肤、淋巴、头颈部、腹部、四肢以及其他位置

调动敏感的听觉、触觉、嗅觉来观察孩子

闻诊

听声音

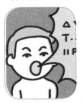

发声

呼吸

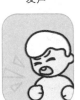

咳嗽

嗅气味

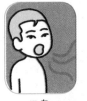

口臭

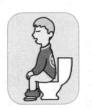

便便

问诊

知寒热

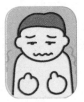

看睡眠

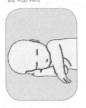

察二便

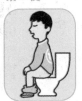

观饮食

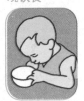

脉诊

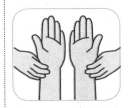

小儿一般采用"一指定三关"的切脉方法，即用一个拇指或食指面切按寸、关、尺

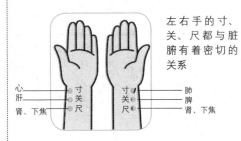

左右手的寸、关、尺都与脏腑有着密切的关系

心————寸

肝————关

肾、下焦————尺

寸————肺

关————脾

尺————肾、下焦

按诊

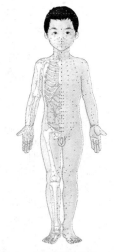

皮　肤：了解皮肤的寒、热、汗情况。

淋　巴：了解质地、形状以及是否肿大。

头　部：检查囟门的闭合、凹陷或隆起等。

胸肋部：检查胸骨、脊柱以及胸骨的形状。

腹　部：检查腹部有无疼痛、有无隆起。

四　肢：检查四肢以及脊柱的温度、有无畸形以及有无关节肿胀等情况。

第二章 开启人体经络大药房

——『通则不痛、痛则不通』的健康秘密

经络与穴位是中医整体观念中的主要理论基础，同时是中医养生治疗法——刮痧、针灸、艾灸、中药、按摩的重要理论指导。经络与穴位构成人体点、线、面的结合，联络脏腑器官，沟通上下表里，通气血，调阴阳，将人体连结成一个有机的统一整体。

人体的经络和穴位与脏腑有密切联系，当人体脏腑发生病变时，人体的穴位就会有一定的反应，例如酸、胀、麻、痛；同样，通过刮痧、按摩等手法刺激穴位，其力度会通过经络传导到五脏六腑，从而改变脏腑的健康状态，穴位的不适反应也随之消失，这也就是『通则不痛、痛则不通』的道理。

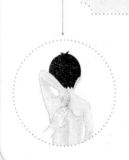

● 经络与穴位

　　纵贯人体交通要道的命脉

● 中医疗法对儿童的好处

　　父母给孩子一生健康的保证

● 儿童按摩基本常识

　　深入了解是治愈疾病的良好开端

● 儿童刮痧基本常识

　　刮去病痛健康来

本章看点

经络与穴位

经络系统是由经脉和络脉组成。"经"为路径，是经络系统的纵行干线，"络"为网络，是经脉的分支，遍布全身。《灵枢·脉度》说："经脉为里，支而横者为络，络之别者为孙。"

穴位是人体脏腑、经络之气输注于体表的位置，有孔隙的意思。穴位是古代人民在长期的生活过程中，因为疼痛、酸麻进行揉按，对其不断总结实践的基础上得来的。

经络的组成

经脉主要包括十二经脉和奇经八脉，络脉主要包括十五络、浮络、孙络等。

	十二经脉	奇经八脉
分布	头面、四肢和躯干，纵贯全身	头面、四肢和躯干，纵贯全身
表里络属	内属于脏腑，阴经和阳经有表里络属关系	不直属脏腑，无表里络属关系
交接流注	阴阳相贯，如环无端	循行无规律

穴位的组成

"穴"有空隙和聚集的意思，分为经穴、经外奇穴和阿是穴。

	经穴	经外奇穴	阿是穴
命名	有一定名称和一定部位，按照十四经（十二经脉和任、督二脉）排列	没有列入十四经，从日常生活中发现的经验穴	无一定名称和位置，以压痛点而定
举例	合谷穴，晴明穴	太阳穴、印堂穴	无特定名称

取穴技巧

取穴法	释义		图形表示
指寸法	中医里有"同身寸"一说，就是用自身手指作为穴位的尺度。人有高矮胖瘦，骨节自有长短不同，虽然两人同时各测得1寸长度，但实际长度却是不同的		1寸
体表标志	固定标志	如眉毛、脚踝、手指、乳头、肚脐等，都是常见判别穴位的标志。如：印堂穴在双眉的正中央；膻中穴在左右乳头中间的凹陷处	两眉之间为印堂穴
	动作标志	必须采取相应的动作姿势才能出现的标志，如张口取耳屏前凹陷处即为听宫穴	听宫穴
骨度分寸	利用身体的部位及线条作为简单的参考度量，也是找穴的一个好方法		约为两乳头的间距。8寸

纵贯人体交通要道的命脉

经络与脏腑的作用

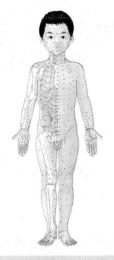

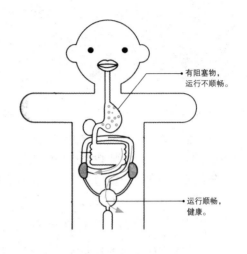

有阻塞物，运行不顺畅。

运行顺畅，健康。

人体的经络与穴位与脏腑的关系密切，通则不痛、痛则不通

脏腑一旦发生病变或异常，将通过经络反应在体表，发出病变信号

经络联结人体全身

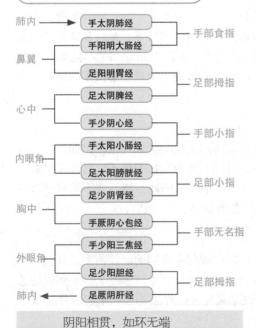

肺内 → 手太阴肺经 ┐
手阳明大肠经 ┘ 手部食指

鼻翼 ┌ 足阳明胃经 ┐
足太阴脾经 ┘ 足部拇指

心中 ┌ 手少阴心经 ┐
手太阳小肠经 ┘ 手部小指

内眼角 ┌ 足太阳膀胱经 ┐
足少阴肾经 ┘ 足部小指

胸中 ┌ 手厥阴心包经 ┐
手少阳三焦经 ┘ 手部无名指

外眼角 ┌ 足少阳胆经 ┐
肺内 ← 足厥阴肝经 ┘ 足部拇指

阴阳相贯，如环无端

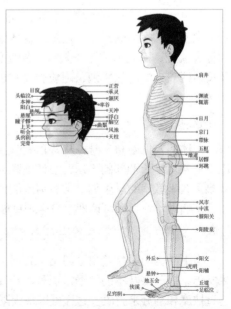

经络治疗全身的病痛

中医疗法对儿童的好处

> 按摩、刮痧的中医治疗法就是通过刺激体表或体表的穴位，通过经络的作用，进而达到疏通气血、平衡阴阳、以外达内，起到调整机体、增强体质、防病养生的目的。

优点一　父母一看就懂，一学就会

按摩和刮痧是物理治疗方法，入门简单，不须理解艰深的知识，不必使用专业的医疗器材，父母只要找到正确的穴位及反射区，用手部的按压动作，抓住要诀与手法给孩子按摩，习惯与熟练之后很快就能掌握。每个父母都可以成为按摩师、刮痧师，在家中，孩子玩耍或者睡觉时，都可以给他们按摩、刮痧。

优点二　父母是孩子最好的医生

按摩穴道及反射区可促进身体气血的运行，有利于排毒；还可改善皮肤吸收营养的能力和肌肉张力，使身体不紧绷，筋骨不易受伤，有助于身体放松。而人的手与手指都具备了可舒缓疲倦和疼痛的能力，特别是手指，它是人类感觉器官中最发达的部位，父母用手指给孩子按摩是最合适的了。

优点三　父母按摩可了解孩子的健康状况

父母通过按压来刺激孩子的穴位及反射区，轻则出现酸、麻、胀的感觉，重则会出现发软、疼痛的感觉，这是通过按摩作用于相对应的经络、血管和神经所发生的综合反应，因此形成了一般人"痛则不通、通则不痛"的治疗印象。此外，穴位及反射区表皮的冷热粗细、硬块肿痛和色泽等，都可成为父母了解孩子内脏健康的参考。

优点四　全身都有特效穴

人体的穴位遍布全身，从头顶到脚尖都有治疗疾病的特效穴位，例如：父母按压中府穴对于长期郁闷不乐，心情烦躁，时时感到胸闷气短的孩子，有立竿见影的效果。久坐教室的学生们，常有肩膀酸痛、颈项僵硬的问题，特效穴不但可以针对单一疾病做治疗，还可调理全身生理机能，强身健体，十分适合孩子平日的保健。

优点五　为父母节省高昂的治疗费用

当下昂贵的医疗费用已超出了普通人群常见病和多发病的治疗需要，其实，如果父母掌握一些基本的按摩常识和刮痧知识，对孩子日常生活中的一些小病就能够通过按摩和刮痧来解决，这样可以最大限度地避免在医疗上"过度消费"，用最少的投入获得最大的健康收益。

父母给孩子一生健康的保证

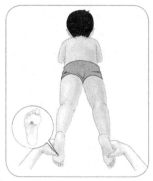

患儿俯卧，父母用手轻握患儿腿，四指置于足背，弯曲大拇指按压处即是涌泉穴

父母一看就懂，一学就会。

入门简单，容易操作。

父母用刮痧板顺次刮痧

父母是孩子最好的医生，父母用手指给孩子按摩非常合适。

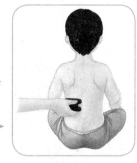

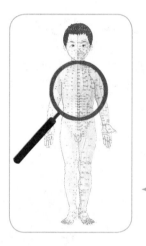

父母通过按压来刺激孩子的穴位及反射区，作用于相对应的经络、血管和神经所发生的综合反应

父母按摩可了解孩子的健康状况。

痛则不通、通则不痛。

合谷穴为全身反应的最大刺激点

全身都有特效穴，效果神奇，遍布全身。

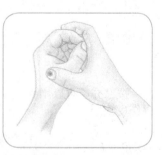

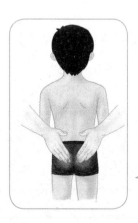

避免过度消费，让孩子体验"绿色健康"

为父母节省高昂的治疗费用。

儿童按摩基本常识

小儿按摩属于外治疗法，简单、舒适、有效、相对安全，无毒副作用，因此应用广泛，疗效显著，易于接受。但是，父母给孩子按摩之前也需要掌握一些按摩的注意事项和按摩手法，以免盲目按摩，给孩子造成不必要的伤害。

按摩须知

父母为孩子按摩需要非常仔细，前、中、后期的工作都要好好准备。

按摩前	清洁手部	按摩前父母的双手宜先洗净，剪短指甲，父母的戒指要拿下，避免伤害孩子肌肤。另外，在孩子的身上涂抹一些痱子粉或滑石粉，以避免损伤孩子柔嫩的肌肤
	搓热手掌	按摩前最好双手搓热，可提高疗效
按摩中	姿势适当	让孩子尽量采取最舒适的姿势，可减少因不良的姿势所引起的酸麻反应
	力道平稳	力道不应忽快忽慢，宜平稳、缓慢进行
按摩后	记得喝水	按摩完后可让孩子喝500毫升的温开水，可促进新陈代谢，有排毒的疗效
	避免浸泡冷水	父母不可立刻用冷水给孩子洗手和洗脚，一定要用温水将手脚洗净，且双脚要注意保暖

按摩手法

常用的按摩手法有四种。

按法	这是最常用的按摩手法，动作简单易学
摩法	这是按摩手法中最轻柔的一种，力道仅仅限于皮肤及皮下
推法	这也是按摩手法中常用的一种，力道较重
捏拿法	以大拇指和其余手指的指端，像是要抓起东西的样子，稍用力提起肌肉，这是拿法；而捏法是用拇指和食指把皮肤和肌肉捏起来

按摩介质

按摩介质可以增强按摩效果，并在父母的手和患儿的皮肤之间形成屏障，防止损伤皮肤。

医用滑石粉	作　用：润滑皮肤，减少皮肤摩擦
	适用病症：一年四季，各种病症均可
爽身粉	作　用：润滑皮肤，吸水性强
	适用病症：一年四季，各种病症均可
薄荷水	作　用：润滑皮肤，辛凉解表，清暑退热
	适用病症：多用于夏季，治疗外感风热、暑热
鸡蛋清	作　用：润滑皮肤、清热润肺、祛积消食
	适用病症：小儿感冒、食积

深入了解是治愈疾病的良好开端

按摩须知

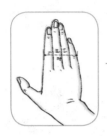

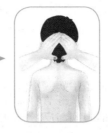

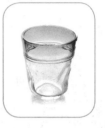

按摩前：双手洗净、搓热，指甲浑圆。

按摩中：孩子姿势适当，父母按摩力道平稳。

按摩后：多喝温水，多用温水泡脚。

按摩手法

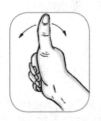

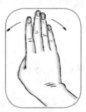

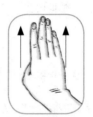

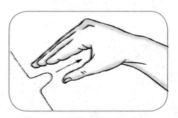

按法　　　　　　摩法　　　　　　推法　　　　　　　捏拿法

按摩介质

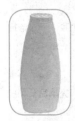

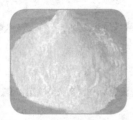

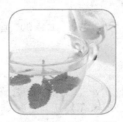

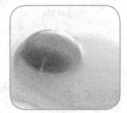

爽身粉　　　　医用滑石粉　　　　薄荷水　　　　　鸡蛋清

润滑皮肤，增强按摩效果。

儿童刮痧基本常识

> 刮痧是通过手指、刮板来开泄人体毛孔，刺激皮下毛细血管和神经末梢，振奋经络、开通腠理，流通气血，发挥正常的调节功能，达到排除痧气病邪、祛病强身的治疗方法。

刮痧基本步骤

（1）将刮痧油涂抹在患者患处或者治病穴位范围内的经络线上。刮痧的区域一般以穴位为中心，总长度为 3~5 寸，以大于穴区范围为原则。如果需要刮拭的经脉过长，可以分段刮拭。刮痧板与刮痧方向与皮肤间的夹角应该小于45度，在疼痛敏感的部位，最好小于 15 度。

（2）用刮痧板顺次刮痧。身体刮痧的顺序一般为：先刮拭头面部，而后从上到下刮拭身体，先背腰后胸腹，先躯干后四肢，先阳经后阴经。双手、双足由上而下，脸部、胸部由内而外，头部、背部由上而下。任何病症都要先刮拭颈椎，再刮其他患处。

（3）父母给孩子一次刮痧的时间一般在 10~15 分钟，同时也要视患儿的身体状况而定。刮拭过程中不要用力过猛，避免损伤孩子的肌肤，但一定要保持一定的压力，用力均匀，这样才能起到刮痧的效果，根据刮痧的部位适时改变刮痧力度。

（4）第二次刮痧需要等无痛感时才能再刮。直到患处无痧出现，那么病症才算消失了。

刮痧板使用方法

握板方法			刮痧板的长边横靠在手掌心，大拇指和其他四个手指分别握住刮痧板的两边，刮痧时用手掌心的部位向下按压
运板方法	面刮法		刮拭时，用刮板的 1/3 边缘接触皮肤，刮板向刮拭的方向倾斜 45 度，用腕力多次向同一方向刮，适用于身体较平坦部位
	角刮法		用刮板角部在穴位上刮，刮板面与皮肤呈 45°。适用于肩贞穴、胸部的中府、云门等穴
	点按法		刮板角与穴位呈垂直的 90°，由轻到重。适用于骨骼凹陷处，关节部位、肌肉丰满处，用刮板棱角点按刮拭
	按揉法	平面按揉法	刮痧板的角度小于 20° 按压在孩子的穴位上，做柔和、缓慢的旋转运动
		垂直按揉法	刮痧板的边缘 90° 垂直按压在孩子的穴位上，做柔和、缓慢的旋转运动

常用刮痧用具

刮痧板	父母给孩子刮痧应选用正规的刮痧板，专板专用，避免交叉感染。刮痧完毕后要用肥皂清洗，并放在干燥清洁的环境中存放
刮痧油	为了达到刮痧的最佳效果，家长们最好去药店购买专用的刮痧油，清热解毒、活血化瘀、清热止痛，无毒副作用，且渗透性强，润滑性好，保护孩子娇嫩的皮肤
毛巾或纸巾	为避免刮痧油沾到衣服上，可以给孩子垫上干净、柔软的毛巾或者纸巾。刮痧完毕后，用干净的毛巾或纸巾擦拭残留的油迹

刮去病痛健康来

刮痧基本步骤

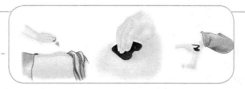

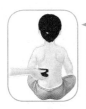

2.用刮痧板顺次刮痧。

1.将刮痧油涂抹在患者患处或者治病穴位范围内的经络线上。

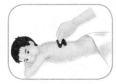

3.父母给孩子一次刮痧的时间一般在10~15分钟，同时也要视患儿的身体状况而定。

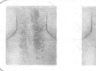

4.第二次刮痧需要等无痛感时才能再刮。

刮痧板使用方法

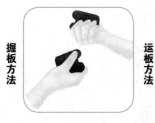

握板方法

运板方法

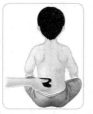

面刮法

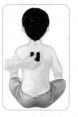

角刮法

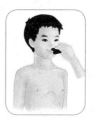

点按法

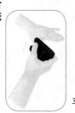

平面按揉法

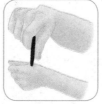

垂直按揉法

常用刮痧用具

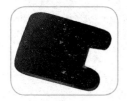

刮痧板

刮痧油

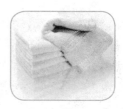

毛巾或纸巾

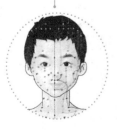

第三章 让父母成为孩子的点穴高手
——登上健康快车的通行证

穴位是藏在人体上的特效药方，无论何时何地，穴位总会随身相伴，父母利用穴位给自己的孩子治病，将健康乾坤掌握在自己手上，随时随地呵护孩子的身体。

本章选取十五个人体重要穴位，对儿童身体的重要性不言而喻。孩子的身体穴位遍布全身，每一种疾病都可以找出相应的穴位，通过按摩或刮痧来治疗。掌握这些穴位的位置、取穴技巧、配伍穴位，就可以帮助孩子轻松登上健康快车。

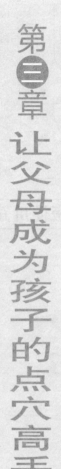

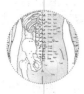

合谷穴 儿童牙疼是病也不怕

有关这个穴位，《资生经》云："风疹，合谷、曲池。"《大成》云："疔疮生面上与口角，灸合谷；小儿疳眼，灸合谷（二穴），各一壮。"

俗话说："牙疼不是病，痛起来真要命！"每个儿童仿佛都得经历一个"牙疼时代"。据说蒋介石从小锻炼身体，身体对疾病的免疫力极好，几乎百病不生，唯一让他烦恼的就是牙痛的毛病。大概因为他深知牙痛的痛苦，所以，凡遇到部属请假，只要在请假单上的请假缘由一栏里填上"牙疼"，他立刻批准。在民间也流行很多治疗牙痛的偏方，从中医推拿的角度来看，父母可以掌握一个缓解孩子牙痛的小窍门：只要按压合谷穴，就会立即止痛。

●命名

这个穴位名出自《灵枢·本输》，也称虎口，属于手阳明大肠经，原穴。它是古代全身遍诊法三部九候部位之一，即中地部，以候胸中之气。因为它位于大拇指与食指之间的凹陷处，犹如两山之间的低下部分。拇指与食指的指尖相合时，在两指骨间有一处低陷如山谷的部位，所以称"合谷"。虎口是指手张开之后它的形状就像大大的虎口一样。

●部位

经络位置：属于手阳明大肠经上的穴道。
身体位置：当拇指和食指伸张时，在第一、二掌骨的中点，稍微偏向食指处。

●主治

（1）合谷穴为全身反应的最大刺激点，可以降低血压、镇静神经、调整机能、开关节而利痹疏风，行气血而通经清瘀；

（2）能治头面的各种症状，不但对牙齿、眼、喉都有良好的功效，还能止喘、疗疮等；

（3）长期按压此穴，对反射性头痛、耳鸣、耳聋、鼻炎、蓄脓症、扁桃腺炎、视力模糊、呼吸困难、肩胛神经痛、痰阻塞、窒息、虚脱、失眠、神经衰弱等症都有很好的调理保健效能。

●父母取穴按摩法

（1）患儿的一只手轻握空拳，拇指和食指弯曲，两指的指尖轻触、立拳；

（2）父母的手掌轻轻握在拳头外，用大拇指的指腹垂直按压穴位，患儿有酸痛胀感；

（3）父母分别按压患儿左右两手，每次各按1~3分钟。

按摩取穴与按摩顺序

精确取穴

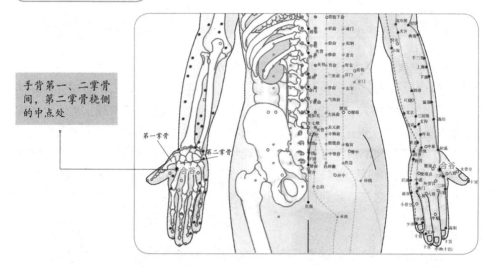

手背第一、二掌骨间，第二掌骨桡侧的中点处

第一掌骨

第二掌骨

合谷

合谷

取穴技巧

合谷穴

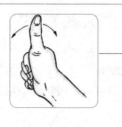

取穴	患儿手轻握空拳，弯曲拇指与食指，两指指尖轻触、立拳，父母以手掌轻握拳外，以大拇指指腹垂直下压即是该穴
功用	镇静止痛、通经活络、清热解表
配伍治病	头痛：合谷配瞳子髎
	目赤肿痛：合谷配太冲

父母按摩

父母手掌轻握患儿拳，以大拇指指腹垂直按压穴位，每次左右手各按压 1~3 分钟

拇指压法

迎香穴 帮孩子抛掉鼻炎的烦恼

《甲乙经》云："鼻鼽不利，窒洞气塞，僻多涕，鼽衄有痈，迎香主之。"《圣惠方》曰："鼻息不闻香臭，偏风面痒及面浮肿。"

　　鼻塞、流鼻涕、打喷嚏，鼻头红肿得如同小丑一般，这都令孩子们感到懊恼，学习生活都很不方便。要解决鼻病的烦恼，首先就是要积极预防，不要感冒，并且在平时经常按摩迎香穴，就能使鼻子保持舒畅。北方入秋后，天气越来越干，尤其是冬季房里的暖气，更让人感觉干燥。人体内的燥热之气也逐渐旺盛。在燥气"入侵"之下，小孩的肺部很容易受伤，会出现咳嗽、喉咙干痛等情况，如果原来就有呼吸系统慢性病，那就更容易旧病复发。此时，如果能够多按摩鼻翼两侧的迎香穴，就能提升肺卫之气，起到预防肺病的作用。

●命名

　　迎，迎受的意思；香，脾胃五谷之气的意思。此处穴位接受来自胃经的气血，大肠经和胃经都属于阳明经，其气血物质所处的天部层次都相近，迎香与胃经相邻，所以又为低位，于是，胃经的浊气就会下传到此处穴位，所以称为迎香穴，它还有一个别名是"冲阳穴"。

●部位

　　经络位置：属手阳明大肠经的穴道。
　　身体位置：在鼻翼外缘中点旁、当鼻唇沟中间。

●主治

　　（1）经常按压迎香穴，能够治疗孩子易患的各种鼻症，如鼻腔闭塞、嗅觉减退、鼻疮、鼻内有息肉、鼻炎、鼻塞、鼻出血等；
　　（2）按压迎香穴，对口㖞、面痒、胆道蛔虫等也有一定疗效；
　　（3）配印堂穴、合谷穴，主治急慢性鼻炎；配四白穴、地仓穴治疗面部神经麻痹、面肌痉挛；配阳陵泉治胆道蛔虫病。

●父母取穴按摩法

　　（1）患儿正坐或仰卧，父母用双手食指的指腹垂直按压穴位，患儿有酸麻感；
　　（2）父母也可单手中指与食指弯曲，直接垂直按压穴位；
　　（3）每天早晚各按一次，每次按压1~3分钟。

按摩取穴与按摩顺序

精确取穴

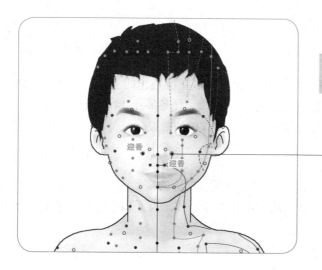

人体的面部，在鼻翼旁开约1厘米皱纹中

迎香
迎香

取穴技巧

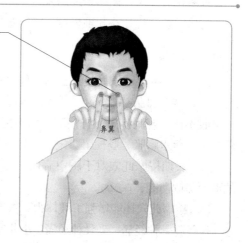

迎香穴

鼻翼

取穴	患儿正坐，父母双手轻握拳，食指指尖贴鼻翼两侧，食指指尖所在的位置即是
功用	通窍活络、止血驱虫
配伍治病	急慢性鼻炎：迎香配印堂、合谷
	面部神经麻痹、面肌痉挛：迎香配四白、地仓

父母按摩

父母以食指、中指指腹垂直按压穴位。每次按压两次，1~3分钟

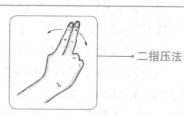

二指压法

足三里穴 按摩足三里，强壮孩子身体

《灵枢》云："邪在脾胃，则病肌肉痛，阳气有余，阴气不足，则热中善饥；阳气不足，阴气有余，则寒中肠鸣腹痛。阴阳俱有余，若俱不足，则有寒有热。皆调于足三里。"

你的孩子有没有遇到过这种情况：早晨正准备出门上学，却突然感到胃部抽搐，或者遇到胃腹闷胀、吐酸、呕吐、腹泻、便秘等症状？对于这些症状，只要经常给孩子按摩足三里穴，就能够达到治疗保健的效果。

●命名

足三里是胃经的合穴，也就是胃脏精气功能的聚集点，主治腹部上、中、下三部之症，因此名为"三里"。此穴位于人体下肢，为了和手三里相区别，所以称为"足三里"。

●部位

经络位置：属足阳明胃经的穴道。

身体位置：位于小腿前外侧，当犊鼻穴下3寸，距胫骨前嵴一横指（中指）处。

●主治

（1）经常给孩子按摩足三里穴能够理脾胃、调气血、补虚弱，防治肠胃疾病，对胃肠虚弱、胃肠功能低下、食欲不振、羸瘦、腹膜炎、肠雷鸣、腹泻、便秘、消化吸收不良、肝脏疾患、胃痉挛、急慢性胃炎、口腔及消化道溃疡、急慢性肠炎、胰腺炎、腹水膨胀、肠梗阻、痢疾、胃下垂等，都具有很好的疗效；

（2）长期按摩此穴对于胸中瘀血、心腹胀满、脚气、眼疾等病症，也具有很好的调理保健功能；

（3）按摩此穴还能增强下肢体力，防治四肢肿满、倦怠、股膝酸痛、软弱无力等症，对胫腓骨神经痛、坐骨神经痛、小儿麻痹、风湿痹痛、末梢神经炎等都有疗效。

●父母取穴按摩法

（1）孩子正坐，屈膝90°；

（2）患儿手除大拇指外，其余四指并拢，放在外膝眼直下四横指处即是穴位；

（3）父母用中指的指腹垂直用力按压，有酸痛、胀、麻的感觉，并因孩子的不同感觉向上或向下扩散；

（4）每天早晚各揉按一次，每次1~3分钟。

按摩取穴与按摩顺序

精确取穴

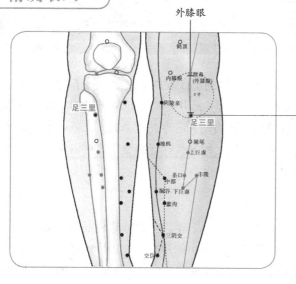

外膝眼

外膝眼下 3 寸，距胫骨前嵴 1 横指，当胫骨前肌上

取穴技巧

足三里穴

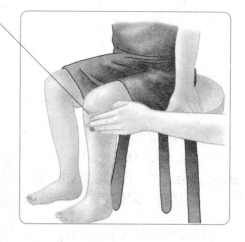

取穴	患儿正坐，屈膝 90°，父母手心侧对髌骨，手指朝向里，无名指指端处即是该穴
功用	补气行气、调理脾胃、疏通经络、清理水湿
配伍治病	胃痛：足三里配中脘、梁丘
	呕吐：足三里配内关

父母按摩

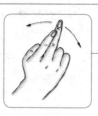

中指折叠法

父母以中指指腹垂直用力按压，每日早晚各揉按一次，每次 1~3 分钟

三阴交穴 孩子夜晚遗尿的克星

"三阴交"这个穴位的名称最早出现于《黄帝明堂经》。从唐代开始,"三阴"被理解为太阴、少阴、厥阴,并被视为三阴经交会穴,沿袭至今。

小孩子"尿床"不是稀罕事,但若是到了3岁以上,您的孩子还是经常尿床,并且常常夜啼不止,那就需要给孩子按摩"三阴交穴"。它是肝、脾、肾三条阴经的交会穴,肝藏血、脾统血、肾藏精。肾为先天之本,脾为后天之本,先天依赖于后天的滋养,后天来自先天的促动,所以,经常按揉三阴交穴,可以调补肝、脾、肾三经的气血,让孩子健健康康。

●命名

三阴,即足三阴经;交,交会的意思。"三阴交"的意思就是指足部的三条阴经中气血物质在此穴交会。此穴物质有脾经提供的湿热之气,肝经提供的水湿风气,肾经提供的寒冷之气。三条阴经气血交会于此,故名"三阴交"。三阴交穴也称承命穴、太阴穴、下三里穴。"太阴"的意思是指本穴物质为足三阴经气血交会而成,位于足部,表现出较强的阴寒特性;"下三里"是指穴内气血场的范围,即本穴内气血场范围较大,犹如三里之广。

●部位

经络位置:属足太阴脾经的穴道。

身体位置:在人体小腿内侧,足内踝上缘三指宽,踝尖正上方胫骨边缘凹陷中。

●主治

(1)按压此穴能够使腹胀、消化不良、食欲不振、肠绞痛、腹泻、失眠、神经衰弱、全身无力、下肢麻痹、神经痛、脚气病等病症得到缓解;

(2)三阴交穴能排除瘀血,产生新血,经常按摩此穴能有效去除头皮屑。

●父母取穴按摩法

(1)患儿正坐,抬起一只脚,放置在另一条腿上;

(2)父母的一只手的大拇指除外,其余四指轻轻握住内踝尖;

(3)大拇指弯曲,用指尖垂直按压胫骨后缘,会有强烈的酸痛感;

(4)每天早晚各按一次,每次揉按1~3分钟。

按摩取穴与按摩顺序

精确取穴

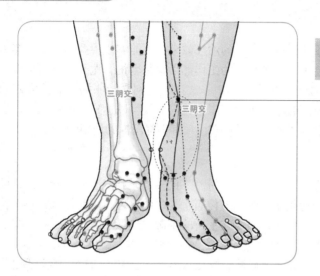

小腿内侧，足内踝尖上 3 寸，胫骨内侧缘后方

取穴技巧

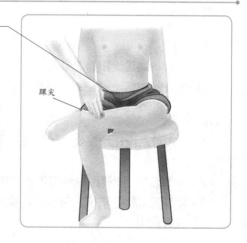

三阴交穴

踝尖

取穴	患儿正坐，抬脚置另一腿上，父母以一手除拇指外的四指并拢伸直，并将小指置于足内踝上缘处，则食指下，踝尖正上方胫骨边缘凹陷处即是该穴
功用	通络止血、调经止痛
配伍治病	肠鸣泄泻：三阴交配足三里
	小儿遗尿：三阴交配太溪

父母按摩

父母以大拇指指尖垂直按压穴位，每天早晚各一次，每次左右足各揉按 1~3 分钟

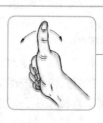

拇指压法

攒竹穴 消除疲劳眼睛好

《针灸心悟》中云：攒竹穴可以治疗急性腰扭伤。

攒竹穴不仅对急性腰扭伤具有良好的治疗效果，还能够改善头痛、头晕等多种症状。尤其是在现代社会中，大多数人的工作都很紧张繁忙，尤其是整天都在教室里学习的学生，眼睛长时间地盯着书本，非常容易遇到眼睛胀痛、眉棱骨痛的情况。对这些人来说，只要能够经常正确按压攒竹穴，就可以达到改善的效果。当孩子受到惊吓时，父母可以给孩子按摩攒竹穴，具有安神压惊的作用。

●命名

攒，聚集的意思；竹，指山林之竹。"攒竹"的意思是指膀胱经湿冷水气由此吸热上升。因为此处穴位的物质是睛明穴上传而来的水湿之气，因其性寒吸热上行，与睛明穴内提供的水湿之气相比，由本穴上行的水湿之气量小，如同捆扎聚集的竹竿小头一样，所以名"攒竹"。攒竹穴有很多别名，如眉本、眉头、员在、始光、夜光、明光、光明穴、员柱、矢光、眉柱、始元、小竹、眉中。"眉本"的意思是指此处穴位气血的强弱关系到眉发的荣枯。"始光"的意思是说膀胱经气血在此处由寒湿之状变为阳热之状。

●部位

经络位置：属足太阳膀胱经的穴道。

身体位置：在眉毛内侧端，眼眶骨上凹陷处。

●主治

（1）此穴对急慢性结膜炎、泪液过多、眼睑震颤、眼睛疼痛等症状都有明显的疗效；

（2）按摩此穴，能够缓解视力不清、眼睛红肿等症状；

（3）长期按摩此处穴位，对风热、痰湿引起的脑昏头痛、眉棱骨痛等具有明显的调理和改善作用。

●父母取穴按摩法

（1）患儿仰卧；

（2）父母双手的手指交叉，指尖向前，两个大拇指的指腹相对，由下往上向眉棱骨按压，轻按有痛、酸、胀的感觉；

（3）每次左右两穴位各按揉1~3分钟，也可以两侧穴位同时按压。注意：一般人取穴，是由面部直接按压在眉棱骨上，正确的应该是由下往上按。

按摩取穴与按摩顺序

精确取穴

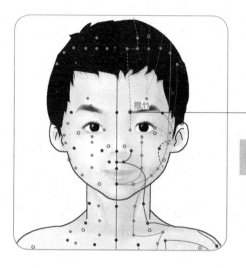

攒竹

面部,当眉头内端凹陷中,眶上切迹

取穴技巧

攒竹穴

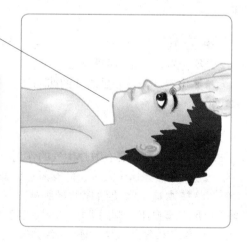

取穴	患儿仰卧,父母双手中四指并拢,食指伸出,指尖向前,将食指指腹由下往上按至眼眶骨上凹陷处,则食指指腹所在位置即是
功用	活血通络、明目止痛
配伍治病	口眼㖞斜、眼睑下垂:攒竹配阳白

父母按摩

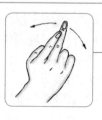

中指折叠法

父母两手中指指腹由下往上按压穴位,每次左右各(或双侧同时)揉按 1~3 分钟

涌泉穴 缓解儿童腰酸背疼

涌泉穴是肾经的首要穴位，据《黄帝内经》记载："肾出于涌泉，涌泉者足心也。"中国民间自古就有"寒从足入"、"温从足入"的说法。《内经图说》中把按摩称为做"足功"，可以起到强身健体、延年益寿的作用。《韩氏医通》上记载道："多病善养者，每夜令人擦足心〔涌泉〕，至发热，甚有益。"北宋著名大文豪苏东坡也在《养生记》中，把"擦"视为养生之道。《寿视养老新书》中指出："旦夕之间擦涌泉，使脚力强健，无痿弱酸痛之疾矣。"

经常按摩涌泉穴还能增强人体的免疫功能，提高抵抗传染病的能力。苏东坡曾经讲过这样一个故事：扬州有一名武官在广州、广西地区做了十多年的官，从来没有染上过疟疾，而且始终面色红润、健步如飞，从不吃药。问他有什么方法，他说自己每天早晨天不亮就起床，然后坐着，两足相对，按摩，直到出汗。他在两广做官的十多年里，之所以从来没有感染过疟疾，完全是因为每天都坚持按摩涌泉穴的原因。同时，经常按摩涌泉穴，还可以帮助孩子长高。

●命名

涌，溢出的意思；泉，泉水。"涌泉"是指体内肾经的经水从此处穴位溢出体表，所以称"涌泉"。

●部位

经络位置：属足少阴肾经的穴道。

身体位置：在足底足前部的凹陷处，第二、三趾的趾缝纹头端和足跟连线的前1/3处。

●主治

（1）经常按摩，具有散热生气的作用；

（2）长期按摩这个穴位，能够清热、开郁；

（3）按摩这个穴位治疗咽喉肿痛、头痛、目眩、失音、失眠、小便不利、中暑、中风、高血压、癫痫等疾病，具有特效；

（4）经常按摩此穴位，还能缓解并治疗神经衰弱等疾病。

●父母取穴按摩法

（1）患儿俯卧，脚掌尽量朝外；

（2）父母用手轻握住脚，四指放在脚背，大拇指弯曲并放在患儿穴位处；

（3）用大拇指的指腹从下往上推按穴位，有痛感；

（4）每日早晚左右脚心各推按1~3分钟。

按摩取穴与按摩顺序

精确取穴

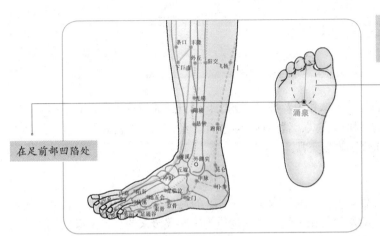

第二、三趾趾缝纹头端与足跟连线的前1/3处

在足前部凹陷处

取穴技巧

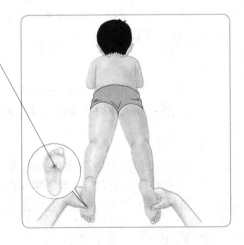

涌泉穴

取穴	患儿俯卧，父母用手轻握患儿腿，四指置于足背，弯曲大拇指按压处即是	
功用	散热生气	
配伍治病	喉痹：涌泉配然谷	
	热病挟脐急痛：涌泉配阴陵泉	

父母按摩

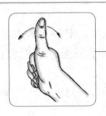

拇指压法

父母以大拇指指腹由下往上推按，每日早晚，左右足心各推按 1~3 分钟

劳宫穴 手痒难忍，重掐劳宫

《针灸甲乙经》中记载："风热善怒，心中喜悲，思慕嘘唏，善笑不休，劳宫主之……衄不止，呕吐血，气逆，噫不止，嗌中痛，食不下，善渴，舌中烂，掌中热，欲呕，劳宫主之……口中肿腥臭，劳宫主之。"在《圣惠方》中有："小儿口有疮蚀龈烂，臭秽气冲人，灸劳宫二穴，各一壮。"《医宗金鉴》中云："主治痰火胸痛，小儿疮及鹅掌风等症。"这些说的都是劳宫穴的作用。

患上鹅掌风的人，手掌和手背都奇痒无比，而且越抓越痒，让人非常难受，此时，只要稍微用力按压劳宫穴，就能够快速止痒。经常点压劳宫穴，还能够控制人体血压，并使血压逐渐恢复正常。

●命名

劳，劳作的意思；宫，宫殿的意思；"劳宫"的意思是指心包经的高热之气在此处穴位带动脾土中的水湿气化为气。本穴物质为中冲穴传来的高温干燥之气，行至本穴后，高温之气传热于脾土，使脾土中的水湿随之气化，穴内的地部脾土未受其气血之生，反而付出其湿，如人的劳作付出一样，所以名"劳宫"，也称"五里穴""鬼路穴""掌中穴"。"五里"的意思是指穴内气血场的覆盖范围如同五里一样广。"鬼路"的意思是指穴内气血来自于地部。"掌中"的意思是指本穴位于手掌，二指穴内气血来自掌中。

●部位

经络位置：属手厥阴心包经的穴道。

身体位置：在人体的手掌心，即握拳屈指时，中指尖所在的部位。

●主治

（1）这个穴位能够治疗各种瘙痒症状，尤其是手掌痒，比如鹅掌风；

（2）长期按压这个穴位，对于中风昏迷、中暑、心绞痛、呕吐、口疮、口臭、癔病、精神病、手掌多汗症、手指麻木等，具有很好的调理和保健效果。

●父母取穴按摩法

（1）患儿正坐，手平伸，微曲约45度，手掌心向上；

（2）轻轻握掌，中指尖所指掌心部位即是该穴；

（3）父母用手轻握，四指放在患儿手背，大拇指弯曲，用指甲尖垂直掐按穴位，有刺痛感；

（4）先左后右，每天早晚两手穴位各掐按一次，每次各1~3分钟。

按摩取穴与按摩顺序

精确取穴

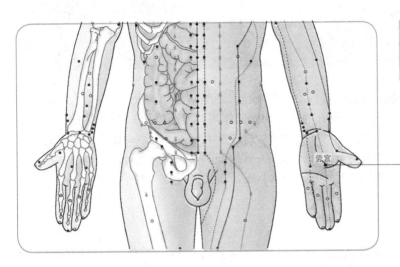

当第2、3掌骨之间偏于第3掌骨，中指所对应的掌心的位置即是

劳宫

取穴技巧

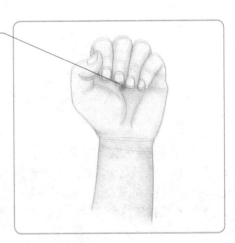

劳宫穴

取穴	患儿手平伸，微曲约45°，掌心向上，轻握掌，屈向掌心，中指所对应的掌心的位置即是劳宫穴
功用	镇静安神、清热解毒
配伍治病	中暑昏迷：劳宫配水沟、十宣、曲泽和委中
	口疮、口臭：劳宫配金津、玉液和内庭

父母按摩

患儿正坐、手平伸，掌心向上。父母以手轻握，四指置手背，弯曲大拇指，用指甲尖垂直掐按。每天早晚左右各掐按一次，每次1~3分钟，先左后右

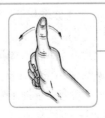

拇指压法

百会穴 孩子忧郁烦躁失眠点百会

此穴位名首次出现于《针灸甲乙经》，属督脉，别名"三阳五会"。《采艾编》云："三阳五会，五之为言百也。"意思就是说人体百脉于此处交会。由于是百脉之会的地方，自然也是百病所主的地方，所以，这个穴位可以治疗很多的病症，是中医临床中常用的穴位之一。

如果孩子长期感到忧郁不安、情绪不佳，还时常头昏脑涨、胸闷、失眠的话，只要按压这个穴位，就有很好的调理和保健作用。《圣济》云："凡灸头顶，不得过七壮，缘头顶皮薄，灸不宜多。"《普济》云："北人始生子，则灸此穴，盖防他日惊风也。"《图翼》云："若灸至百壮，停三五日后绕四畔，用三棱针出血，以井花水淋之，令气宣通，否则恐火气上壅，令人目暗。"这些描述都指明了这个穴位的性质，也说明了它的特殊性。

◉命名

百，数量词，多的意思；会，交会。"百会"指手足三阳经及督脉的阳气在此交会。本穴在人的头顶，在人的最高处，因此，人体各经上传阳气都交会于此，所以名"百会"。也称"顶中央穴""三阳五会穴""天满穴""天蒲穴""三阳穴""五会穴""巅上穴"。

◉部位

经络位置：属督脉的穴道。

身体位置：位于人体头部，在头顶正中线与两耳尖端连线的交点处。

◉主治

（1）按摩这个穴位，具有开窍宁神的作用，能治疗失眠、神经衰弱；

（2）长期按压这个穴位，有平肝息风的作用，能治疗头痛、眩晕、休克、高血压，中风失语、脑贫血、鼻孔闭塞等疾患；

（3）长期按压这个穴位，还有升阳固脱的作用，能治疗脱肛的疾患。

◉父母取穴按摩法

（1）患儿背坐，父母举起双手，张开虎口，大拇指的指尖碰触患儿耳尖，手掌心向头，四指朝上；

（2）双手的中指在头顶正中相碰触；

（3）先将左手的中指按压在穴位上，再将右手的中指按在左手中指的指甲上；

（4）双手的中指交叠，同时向下用力揉按穴位，有酸胀、刺痛的感觉；

（5）每次揉按1~3分钟。

按摩取穴与按摩顺序

精确取穴

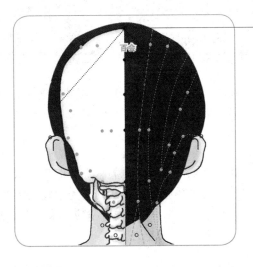

人体百会穴位于头部，当前发际正中直上5寸，或两耳尖连线中点处

取穴技巧

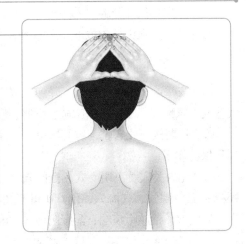

百会穴

取穴	患儿背坐，父母举双手，虎口张开，大拇指指跟碰触患儿耳尖，掌心向头，四指朝上。双手中指在头顶正中相碰触所在穴位即是
功用	升阳举陷、益气固脱
配伍治病	中风失音不能言语：百会配天窗
	小儿脱肛：百会配长强和大肠俞

父母按摩

父母先左手中指按压在穴位上，右手中指按在左手中指指甲上，双手中指交叠，同时向下用力揉按穴位，有酸胀、刺痛的感觉。每次各揉按 1~3 分钟

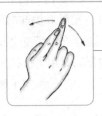

中指按压法

膻中穴 儿童呼吸系统疾病首选穴

《难经》云："上焦者，在心下下鬲，在胃上口，主纳而不出，其治在膻中。"《普济》云："膻中为气之海，然心主为君，以敷宣散令。膻中主气，以气有阴阳，气和志适，则喜乐由后；分布阴阳，故官为臣使也。"《图翼》云："禁刺，灸七壮，刺之不幸，令人夭。"《大成》云："足太阴、少阴、手太阳、少阳、任脉之会。"

如果孩子遇到稍食即吐、胸闷、胸郁、形体瘦弱、气虚体弱这样的情况，父母只要按压膻中穴，就有很好的调理和保健功效。

●命名

膻，羊臊气或羊腹内的膏脂，这里指穴内气血为吸热后的热燥之气；与外相对，指穴内；"膻中"指任脉之气在此吸热胀散。本穴物质为中庭穴传来的天部水湿之气，至本穴后吸热胀散，变为热燥之气，如羊肉带辛膻气味一样，所以名"膻中"，也称"元儿穴""胸堂穴""上气海穴""元见穴"。

●部位

经络位置：属任脉的穴道。

身体位置：在人体的胸部，人体正中线上，两乳头之间连线的中点。

●主治

（1）按摩这个穴位，有调气降逆、宽胸利膈的作用，能够治疗支气管哮喘、支气管炎、咳嗽、气喘、咯唾脓血、胸痹心痛、心悸、心烦等疾病；

（2）长期按压此穴位，对乳腺炎、乳汁过少、肋间神经痛等病症，有很好的调理和保健作用；

（3）配内关穴、三阴交穴、巨阙穴、心俞穴、足三里穴，治冠心病、急性心肌梗死；配中脘穴、气海穴，治疗呕吐反胃；配天突穴，治哮喘；配肺俞穴、丰隆穴、内关穴，治咳嗽痰喘；配厥阴俞穴、内关穴，治心悸、心烦、心痛。

●父母取穴按摩法

（1）患儿仰卧，父母双手伸向胸前，手掌放松，大约成瓢状，手掌心向下，中指的指尖放在患儿双乳的中点位置，这个部位就是该穴位；

（2）双手的中指同时用力按揉穴位，有刺痛的感觉；

（3）左右两手的中指轮流向下按揉穴位，先左后右，每次按揉1~3分钟。

按摩取穴与按摩顺序

精确取穴

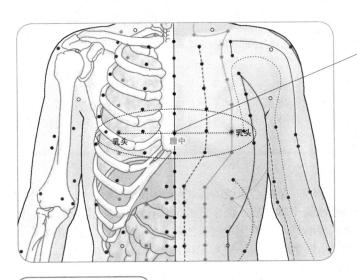

膻中穴位于胸部，当前正中线上，平第四肋间，两乳头连线的中点

乳头　膻中　乳头

取穴技巧

膻中穴

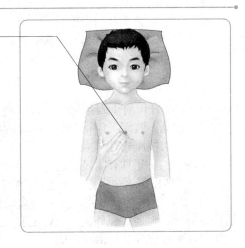

取穴	患儿仰卧，父母伸双手向胸，手掌放松，约成瓢状，掌心向下，中指指尖置于双乳的中点位置即是
功用	募集心包经气血
配伍治病	呕吐反胃：膻中配中脘、气海

父母按摩

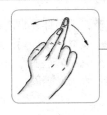

中指压法

父母双手中指同时出力揉按穴位，有刺痛的感觉。每次揉按 1~3 分钟，先中指左上右下，后右上左下

内关穴 安抚孩子的胃

《针灸甲乙经》中说："心而善惊恐，心悲，内关主之……实则心暴痛，虚则心烦，心惕惕不能动，失智，内关主之。"《针灸大成》中也记载："主手中风热，矢志，心痛，目赤，支满肘挛。实则心暴痛泻之，虚则头强补子。"

内关穴也是心包经上的重要穴位之一。这个穴位，对于由于饮食不洁、呕吐不止或者想吐又吐不出来等各种原因导致的身体不适，具有良好的疗效。所以，在中医古籍中，还有"吐，可不吐；不吐，可吐"的记载。经常按摩内关穴，可以有效预防和治疗婴儿呃逆现象。

●命名

内，内部；关，关卡；"内关"是指心包经的体表经水由此穴位注入体内。本穴物质是间使穴传来的地部经水流至本穴后，由本穴的地部孔隙从地之表部注入心包经的体内经脉，心包经体内经脉经水的气化之气无法从本穴的地部孔隙外出体表，如同被关卡阻挡住了一样，所以名"内关"，也称阴维穴。

●部位

经络位置：属手厥阴心包经的穴道。

身体位置：在人体的前臂掌侧，从近手腕的横皱纹的中央，往上大约三指宽的中央部位。

●主治

（1）这个穴位对于因晕车、手臂疼痛、头痛、眼睛充血等引起的恶心想吐、胸肋痛、上腹痛、腹泻等症状，具有明显的缓解作用；

（2）长期按压这个穴位，对心绞痛、精神异常、风湿疼痛、胃痛、中风、哮喘、偏瘫、偏头痛具有明显的改善和调理作用；

（3）长期按压这个穴位，还能够治疗失眠、心悸等；

（4）配公孙穴治疗肚痛；配膈俞穴治疗胸满肢肿；配中脘穴、足三里穴治疗胃脘痛、呕吐、呃逆；配外关穴治疗上肢不遂；配建里穴除胸闷；配三阴交穴和次髎穴治疗痛经；配外关穴治疗落枕。

●父母取穴按摩法

（1）患儿正坐、手平伸、掌心向上；

（2）患儿轻轻握拳，手腕后隐约可见两条筋；

（3）父母用一只手轻轻握住患儿手腕，大拇指弯曲，用指尖或指甲尖垂直掐按患儿穴位，有酸、胀和微痛感；

（4）先左后右，每天早晚两侧穴位各掐按1~3分钟。

按摩取穴与按摩顺序

精确取穴

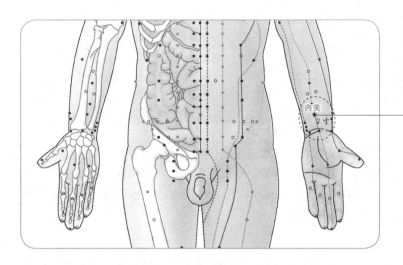

位于前臂正中，腕横纹上2寸，在桡侧屈腕肌腱同掌长肌腱之间

内关

2寸

取穴技巧

内关穴

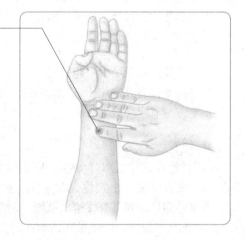

取穴	父母将一手三个手指头并拢，无名指放在患儿手腕横纹上，这时食指和患儿手腕交叉点的中点，就是内关穴
功用	疏导水湿
配伍治病	痛经：内关配三阴交和次髎
	落枕：内关配外关

父母按摩

父母用拇指指尖或指甲尖垂直掐按穴位，有特别酸、胀、微痛的感觉。每天早晚，左右各掐按1~3分钟，先左后右

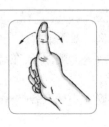

拇指压法

肩井穴 放松孩子的肩膀

据古代医书记述，肩井穴能治疗"肩背痹痛，臂不举，颈项不得回顾，中风气塞，涎上，不语，气逆，翻胃，呕吐，咳逆上气，瘰疬，虚劳，产后乳汁不下，乳痛，妇人产晕，难产"等疾患。《针灸甲乙经》云："在肩上陷者中，缺盆上，大骨前。"《太平圣惠方》云："在肩上陷罅中，缺盆上，大骨前一寸半，以三指按之，当其中指下陷者中是也。"《针灸玉龙经》云："在肩端上缺盆尽处。"《针方六集》云："如取左穴，用本人右手小指按于左肩柱骨尖上，平排三指，取中指下第一节中是穴。取右穴，亦如是。"

肩井穴是一个比较特殊的穴位。按摩这个穴位时，如果用力太重，可能会导致人体半身麻痹，手不能举，甚至令人昏晕。所以在很多防身术和武功招式之中，就有"重击肩井穴"这一个动作。父母对这个穴位轻揉慢按，能够帮助孩子缓解学习压力、放松肩颈僵硬，疏通经络血脉。

●命名

肩，指穴位在肩部；井，指地部孔隙；"肩井"是指胆经的地部水液从这个穴位流入地之地部。本穴物质为胆经上部经脉下行而至的地部经水到达本穴后，经水由本穴的地部孔隙流入地之地部，所以名"肩井"，也称"肩解穴""膊井穴"。

●部位

经络位置：属于足少阳胆经的穴道。

身体位置：肩井穴位于人体的肩上。前直乳中，大椎与肩峰端连线的中点，即乳头正上方与肩线交接处。

●主治

（1）按摩此穴位对肩背痹痛、手臂不举、颈项强痛等病疾，具有特殊疗效；

（2）长期按摩这个穴位，对中风、瘰疬、神经衰弱、半身不遂、脑贫血、脚气、狐臭等症状，都具有缓解、调理、治疗和保健作用；

（3）配足三里穴、阳陵泉穴，治疗脚气酸痛。

●父母取穴按摩法

（1）患儿正坐，双手下垂；

（2）父母把手中间三指放在患儿肩颈交会处，用中指的指腹向下按揉，有酸麻、胀痛的感觉；

（3）每天早晚左右两穴各按揉一次，每次按揉1~3分钟，也可以两侧穴位同时按揉。

按摩取穴与按摩顺序

精确取穴

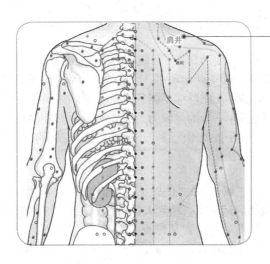

肩井

肩

肩井穴位于人体的肩上，前直乳中，大椎与肩峰端连线的中点，即乳头正上方与肩线交接处

取穴技巧

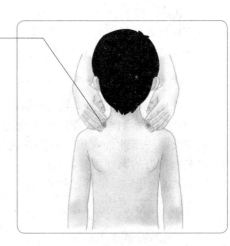

肩井穴

取穴	患儿正坐，父母把手放在患儿肩上，以中间三指放在肩颈交会处，中指指腹所在位置的穴位即是
功用	疏导水液
配伍治病	脚气酸痛：肩井配足三里和阳陵泉

父母按摩

父母以中间三指放在肩颈交会处，用中指指腹向下揉按，会有特殊酸麻、胀痛的感觉。每天早晚各按压一次，每次左右各（或双侧同时）按压1~3分钟

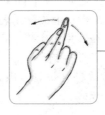

中指压法

滑肉门穴 治疗儿童肥胖症的法宝

> 关于这个穴位,《外台》曰:"主狂癫疾,吐舌。"《图翼》曰:"癫狂,呕逆,吐血,重舌舌强。"

物质生活水平提高了,人们的生活富裕了,现在的小孩都是家中一宝,有什么要求都会尽量满足,于是一个个小胖子就出现了,严重的甚至到了患小儿肥胖症的地步。小孩子能吃饭是好事,但是小儿肥胖症不能忽视。赶快下决心给孩子减肥吧! 减肥这事儿说难也难,说简单也简单。难的是毅力,是坚持;简单是因为并不复杂。只要父母能够每天坚持不懈地给孩子按摩滑肉门穴,就能够起到减肥的显著效果。

●命 名

滑,滑行的意思;肉,脾之属,土的意思;门,出入的门户。"滑肉门"的意思是说胃经中的脾土微粒在风气的运化下,输到人体各部位。此处穴位的物质是从太乙穴传来的强功风气,而本穴所处的位置是脾所主的腹部,土性燥热,在风气的作用下脾土微粒吹则四方。脾土微粒的运行如同滑行之状,所以名"滑肉门",也称"滑肉穴""滑幽门穴"。

●部 位

经络位置:属足阳明胃经的穴道。

身体位置:位于人体上腹部,在肚脐上方1寸处,距前正中线2寸。

●主 治

(1)每天坚持按摩此处穴位,对调理人体脂肪、健美减肥具有非常明显的效果;

(2)经常按摩滑肉门,能够治疗吐舌、舌强、重舌等病症;

(3)长期按压此处穴位,对慢性胃肠病、呕吐、胃出血、肠套叠、脱肛等疾病,都具有很好的调理保健效果;

(4)配足三里穴,能够治疗胃痛。

●父母取穴按摩法

(1)患儿仰卧或正坐;

(2)父母举起双手,掌心向下,放置在患儿肚脐上1寸,旁开两寸的部位;

(3)父母用食指、中指、无名指的指腹垂直下按,因为此处肉厚,所以要稍微用些力,再向外拉,用力揉按,有酸、胀、痛的感觉;

(4)早晚给孩子各按揉一次,每次按揉1~3分钟。

注意:揉按此处穴位时,患儿可能有打嗝、放屁,以及肠胃蠕动或轻泻等现象,都属于正常反应。

按摩取穴与按摩顺序

精确取穴

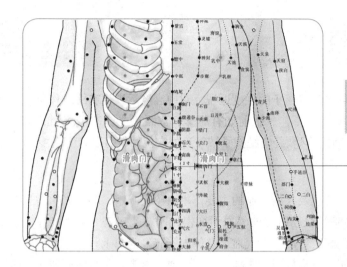

> 人体的上腹部，当脐中上1寸，距前正中线2寸处即是

取穴技巧

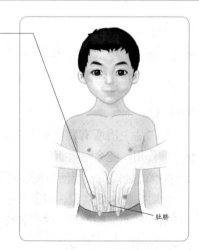

滑肉门穴

肚脐

取穴	患儿仰卧，父母拇指与小指弯曲，中间三指伸直并拢，手指朝下，以食指第一关节贴于患儿肚脐之上，则无名指第二关节所在位置即是该穴
功用	健美减肥、润滑脾胃
配伍治病	胃痛：滑肉门配足三里

父母按摩

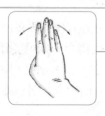

三指压法

父母以食、中、无名三指，指腹垂直下按，再向外拉，出力揉按，早晚各一次，每次揉按1~3分钟

睛明穴 还孩子一个明亮的世界

"睛明"出自《针灸甲乙经》，属于足太阳膀胱经。据文献考证，其最早见于《素问·气府论》，又名泪空、泪腔等，能够治疗各种眼病、面瘫、呃逆、急性腰扭伤等症。在《腧穴学》中，记载这个穴位可以主治十一种病症，其中十种为眼病。

经常按摩睛明穴可以治疗孩子的轻度近视，对中高度近视也有缓解作用。当你发现自己的孩子眼睛有视力不佳、眼前如有薄雾、双眼畏光、迎风流泪、眼睛酸涩、双眼红肿等不适症状，只要经常给孩子按摩这处穴位，就可以有所改善。

●命名

睛，指穴位所在的部位及穴内气血的主要作用对象为眼睛；明，光明的意思。"睛明"的意思是指眼睛接受膀胱经的气血而变得光明。此穴是太阳膀胱经上的第一穴位，气血来自体内膀胱经的上行气血，是体内膀胱经吸热上行的气态物所化之液，即血。此穴将膀胱经之血提供给眼睛，眼睛受血而能视，变得明亮清澈，所以名"睛明"。"睛明穴"也被称为"目内眦""泪孔穴""泪空穴""泪腔穴""目眦外"。

●部位

经络位置：属于足太阳膀胱经的穴道。

身体位置：在目内眼角外一分处，鼻梁旁的凹陷处。

●主治

（1）此穴是主治所有眼病的关键穴位，对眼睛具有祛眼翳、镇痛、消肿、止泪、止痒的作用，能令眼睛明亮；

（2）按摩此处穴位，能使急慢性眼结膜炎、眼睛充血红肿的症状有所缓解；

（3）长期按摩这处穴位，对假性近视、轻度近视、散光、夜盲症、迎风流泪等眼疾，具有非常明显的调理、改善和保障作用。

●父母取穴按摩法

（1）患儿正立，轻闭双眼；

（2）父母用大拇指的指甲尖轻轻掐按鼻梁旁边与内眼角的中点，在骨上轻轻前后刮揉，有酸、胀，以及稍微刺痛的感觉；

（3）每天左右两穴位分别刮揉一次，每次1~3分钟，也可以两侧穴位同时刮揉。

按摩取穴与按摩顺序

精确取穴

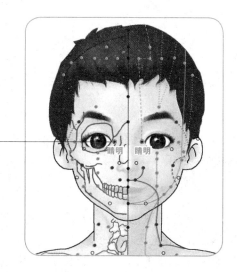

睛明 睛明

面部，距目内眦角
上方 0.1 寸的凹陷处
即是

取穴技巧

睛明穴

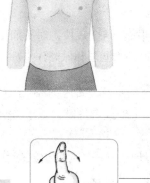

取穴	患儿正立轻闭双眼，父母将大拇指置于鼻梁旁与内眼角的中点，则拇指指尖所在的位置即是
功用	降温除浊
配伍治病	目视不明：睛明配球后、光明

父母按摩

拇指压法

父母用大拇指指甲尖轻掐穴位，在骨上轻轻前后刮揉，每次左右各（或双侧同时）刮揉 1~3 分钟

瞳子髎穴 为孩子擦亮"心灵的窗户

> 瞳子髎，此经穴名出自《针灸甲乙经》："手太阳，手、足少阳之会。"别名后曲、鱼尾、太阳、前关，属足少阳胆经。《铜人》中记载："治青盲目无所见，远视疏疏，目中肤翳，白膜，目外眦赤痛。"从这些医书的记载中可以看出，古代医家对这个穴位的作用已经颇有研究了。

当孩子学习一段时间，眼睛疲劳时，父母经常给他们按摩瞳子髎穴，可以帮孩子起到缓解疲劳的作用。瞳子髎穴处有颧眶动、静脉，分布着颧面神经和颧颞神经、面神经的颞支。

◎命名

瞳子，指人体眼珠中的黑色部分，为肾水所主之处，这里指穴内物质为肾水特征的寒湿水气；髎，孔隙的意思。"瞳子髎"指穴外天部的寒湿水气在此穴位汇集后冷降归地。本穴为胆经头面部的第一穴，胆及其所属经脉主半表半里，在上焦主降，在下焦主升，本穴的气血物质是汇集头面部的寒湿水气后，从天部冷降至地部，冷降的水滴细小如同从孔隙中散落一样，所以名"瞳子髎"，也称前关穴、后曲穴。

◎部位

经络位置：属足少阳胆经的穴位。

身体位置：在人体面部，眼睛外侧约 0.5 寸处。

◎主治

（1）经常按摩这个穴位，几乎能治疗所有的眼部疾病，如目赤肿痛、角膜炎、屈光不正等；

（2）长期按压这个穴位，对头痛、三叉神经痛、颜面神经痉挛，以及麻痹等病症，都具有很好的调理和保健作用。

◎父母取穴按摩法

（1）患儿正坐或者仰卧，双手自然下垂。父母两只手五指朝天，掌心向着患儿头部；

（2）父母把两只手的大拇指放在患儿头部旁侧，两手的大拇指相对用力，垂直揉按穴位，有酸、胀、痛感；

（3）每天早晚左右两穴各揉按一次，每次揉按 1~3 分钟，或者两侧穴位同时揉按。

按摩取穴与按摩顺序

精确取穴

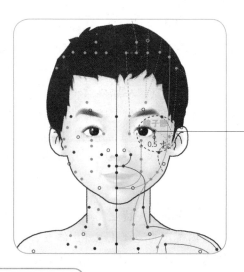

该穴位于面部，眼睛外侧 0.5 寸处

瞳子髎
0.5 寸

取穴技巧

瞳子髎穴

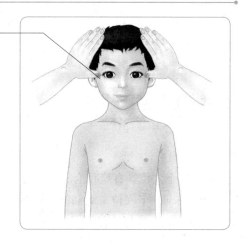

取穴	患儿端坐，父母五指朝天，掌心向着自己。以两手大拇指置于患儿头部侧边，太阳穴斜下、前方，两大指相对用力垂直按穴位即是
功用	降浊祛湿
配伍治病	目生内障：瞳子髎配合谷、临泣和睛明

父母按摩

父母两大指相对用力垂直揉按瞳子髎穴，有酸、胀、痛的感觉。每天早晚各揉按一次，每次左右各（或双侧同时）揉按 1~3 分钟

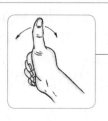

拇指压法

大敦穴 儿童小腹疼痛有特效

《灵枢·本输》中说这个穴位在"足大指之端及三毛之中也";《针灸甲乙经》云:"去爪甲如韭叶及三毛中。"《针经摘英集》云:"在足大指外侧端。"《针灸集成》云:"足大指爪甲根后四分,节前。"

据中国医典古籍记载,大敦穴对治疗"昏厥,卒疝暴痛、脐腹痛、腹胀,小腹中热、石淋、尿血、小便难、遗尿,胁下若满,眩冒、善寐、目不欲视、卒心痛、太息、哕噫、大便秘结、癫狂、小儿惊风、手足拘急、足肿"等疾患,具有良好的效果。

●命名

大敦,大树墩的意思,这里指穴内气血的生发特性。本穴物质为体内肝经外输的温热水液,本穴又是肝经之穴,水液由本穴的地部孔隙外出体表后蒸升扩散,表现出春天般的生发特性,就犹如大树墩在春天生发新枝一样,所以名"大敦",也称"水泉穴""大训穴""大顺穴"。"水泉"的意思是指体内肝经水液源源不断由此穴外输体表。"大顺"指体内肝经外出体表的水液全部汽化后向天部而行。"大训"与"大顺"同义。

●部位

经络位置:属足厥阴肝经的穴道。

身体位置:在人体足部,大趾(靠第二趾一侧)甲根边缘约 2 毫米处。

●主治

(1)这个穴位具有疏肝治疝、理血、清神的作用;

(2)按摩这个穴位,对疝气、尿血、癃闭、遗尿、淋疾、癫狂、痫症、小腹疼痛等病症,具有良好的疗效。

●父母取穴按摩法

(1)患儿正坐垂足,把一脚抬起放在座椅上;

(2)父母用手轻轻握住患儿脚的脚趾,四指在下,大拇指在上,用指甲尖垂直掐按患儿穴位,有刺痛的感觉;

(3)先左后右,两侧穴位每天各掐按 3~5 分钟。

按摩取穴与按摩顺序

精确取穴

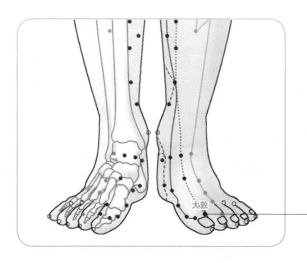

大敦穴位于足大趾末节外侧，距趾甲角 0.1 寸

大敦

取穴技巧

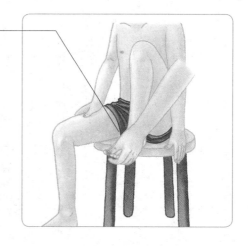

大敦穴

取穴	患儿正坐垂足，屈曲左膝，抬一足置于椅上，父母用一手轻握左脚趾，四指在下，弯曲大拇指，以指甲尖垂直掐按穴位即是
功用	生发风气
配伍治病	癫狂和中风：大敦配内关和水沟
	梅核气：大敦配膻中、天突和间使

父母按摩

父母用大拇指指腹揉按穴位，有酸、胀、痛的感觉。每次左右各揉按 3~5 分钟，先左后右

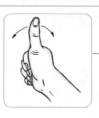

拇指压法

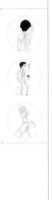

第四章 赶走恼人的小病小灾

——小儿常见病的治疗法

孩子有个头疼脑热的最让父母焦心了，打针、吃药，孩子哭闹，不舒服，家长也跟着小孩受罪，病情不严重，但一年总得有那么两三回，少则一星期，多则一个月，真是麻烦人的小毛病。

其实，这些小孩的常见病虽然都能通过药物短暂治愈，却不能做到根治，而且治疗不当往往埋下大隐患，孩子打不牢底子，身体也不能茁壮成长。而通过经络穴位的按摩和刮痧，便能够有效地治疗孩子的常见病，让孩子天天开心！

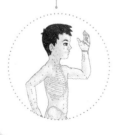

- 头痛　头脑清爽心情好
- 感冒　速效治疗不吃苦药
- 腹泻　温中止泻，疏调胃肠道
- 冻疮　天寒地冻不受伤
- 流鼻血　快速止血的神奇穴位
- 小儿呕吐　病因复杂，多方治疗
- 小儿咳嗽　三分治七分养，舒缓父母眉头
- 小儿遗尿症　消除自卑，睡觉不再"画地图"
- 新生儿黄疸　清热利湿，祛除婴儿"胎黄"
- 小儿消化不良　增强孩子胃动力，穴位来帮忙

本章看点

01 头痛 头脑清爽心情好

引起孩子头痛的原因有很多，饮食不当、天气变化、疲劳甚至烦恼等都容易引起孩子头痛症状。针对不同的发病原因，家长对孩子的治疗方式也有所不同。

刮痧取穴与刮拭顺序

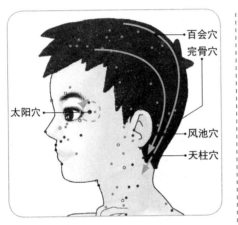

百会穴
完骨穴
太阳穴
风池穴
天柱穴

1. 若您的孩子为偏头痛，则从太阳穴开始刮拭；头顶痛则按照从百会穴到风池穴的顺序刮拭；后脑痛则是刮拭完骨穴、天柱穴一带。

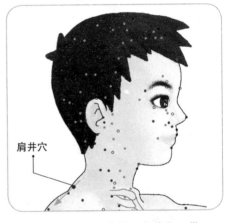

肩井穴

2. 刮拭肩部，从头侧至肩井穴一带。

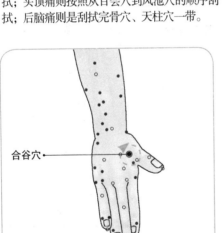

合谷穴

3. 用平面按揉法按揉合谷穴，合谷穴位于第一、第二掌骨之间的凹陷中间处，偏于第二掌骨。

父母刮痧

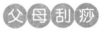

时间	运板	次数
10~15分钟	面刮法 平面按揉法	20~30次

治疗头痛的饮食配方

1. 川芎10克，白芷10克，煎服或研末吹鼻。

2. 全蝎3克，蜈蚣3条，地龙10克，焙干，研末吞服，每次3克，每日2次。

3. 薄荷液：将干燥的薄荷叶放入热水中，煮3分钟，喝下煮出的薄荷液。

按摩取穴与按摩顺序

找准穴位

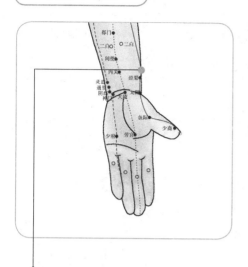

列缺穴 在桡骨茎突的上方，腕横纹上1.1寸处

头维穴 位于头侧部的发际中，在发际点向上一指宽处，嘴动时该处肌肉也会动（当额角发际上0.5寸，头正中线旁开4.5寸）

太阳穴 在颞部，当眉梢与目外眦之间，向后约1横指凹陷处

第四章 赶走恼人的小病小灾

按摩流程

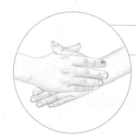

Step 1 ←

按摩穴位：**列缺**
按摩手法：**食指揉法**
按摩时间：**1~3分钟**
按摩力度：**适度**

→ Step 2

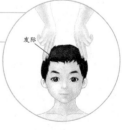

发际

按摩穴位：**头维**
按摩手法：**食指揉法**
按摩时间：**1~3分钟**
按摩力度：**适度**

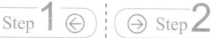

Step 3 ←

按摩穴位：**太阳**
按摩手法：**拇指压法**
按摩时间：**1~3分钟**
按摩力度：**适度**

饮食宜忌

忌食：巧克力、咖啡、柑橘。
多食：鲜鱼、杏仁、动物肝脏。

02 感冒 速效治疗不吃苦药

感冒是小儿发病率相当高的病症之一，四季常有。感冒多因六淫之邪和流行病毒侵及肺部引起，主要表现为发热、鼻塞、流涕、咳嗽、头痛等症状，进而全身乏力、头晕目眩、呕吐泻痢、口黏苔腻等症状。

刮痧取穴与刮拭顺序

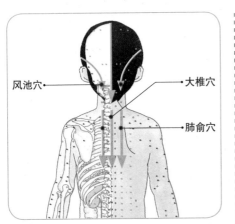

风池穴
大椎穴
肺俞穴

1 用单角刮法刮拭风池穴，并用面刮法刮颈部大椎穴及肺俞穴。

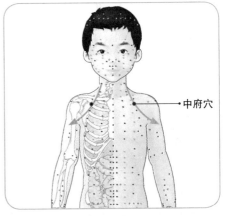

中府穴

2 用单角刮法由内而外刮前胸部中府穴。

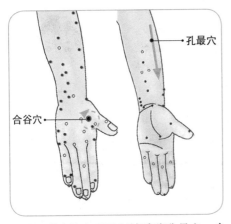

孔最穴
合谷穴

3 用面刮法从上而下刮拭手臂孔最穴、合谷穴。

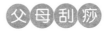

父母刮痧

时间	运板	次数
10~15分钟	面刮法 角刮法	20~30 次

治疗感冒的饮食配方

红糖蛋花汤：鸡蛋在碗中打匀，并将煮沸的红糖水倒入盛有鸡蛋的碗中。一岁以上的宝宝可再加一片生姜，祛寒暖胃，并利于消化吸收。

按摩取穴与按摩顺序

找准穴位

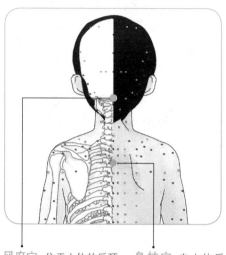

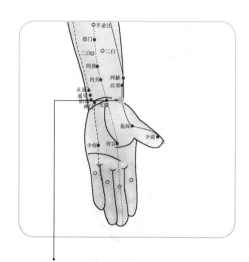

风府穴 位于人体的后颈部，当后发际正中直上1寸，枕外隆凸直下，两侧斜方肌之间凹陷处

身柱穴 在人体后背部的正中线上，第三胸椎棘突下凹陷处

太渊穴 手掌心朝上，腕横纹的桡侧，大拇指立起时，有大筋竖起，筋内侧凹陷处就是这处穴位

按摩流程

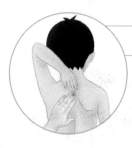

Step 1 ←

按摩穴位：**身柱**
按摩手法：**中指折叠法**
按摩时间：**3~5分钟**
按摩力度：**重**

→ Step 2

按摩穴位：**风府**
按摩手法：**拇指压法**
按摩时间：**1~3分钟**
按摩力度：**重**

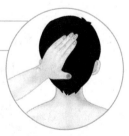

Step 3 ←

按摩穴位：**太渊**
按摩手法：**拇指压法**
按摩时间：**1~3分钟**
按摩力度：**适度**

饮食宜忌

忌食：茶、冷饮、辛辣食物、蜂蜜。
多食：西红柿、酸奶、姜糖水、坚果。

03 腹泻 温中止泻，疏调胃肠道

腹泻是指大便增多，粪便稀薄、甚至泻出如水的一种疾病，发病原因主要是由饮食不当、脾胃不和等原因引起，主要症状为腹泻和呕吐，严重的患儿可能会导致脱水。根据病因分为感染性和非感染性两种，发病年龄多在2岁以下，1岁以内者约占半数，夏秋季发病率最高，是我国儿童重点防治的四病之一。

刮痧取穴与刮拭顺序

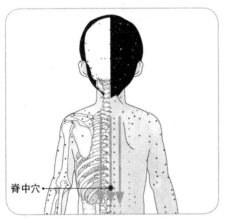

1 用面刮法刮拭脊背部的脊中穴。

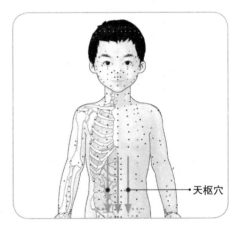

2 用面刮法刮拭腹部的天枢穴。

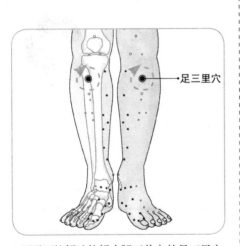

3 用平面按揉法按揉小腿正前方的足三里穴。

父母刮痧

时间	运板	次数
10~15分钟	面刮法 平面按揉法	20~30次

治疗腹泻的饮食配方

芹菜汤：选用5根芹菜，连根洗净切成2~3厘米，倒入2杯水，热煮至水变成一半为止，然后用纱布挤出芹菜汁喝。

按摩取穴与按摩顺序

找准穴位

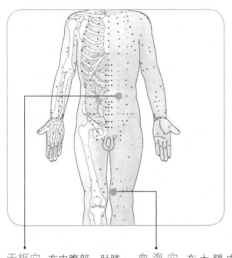
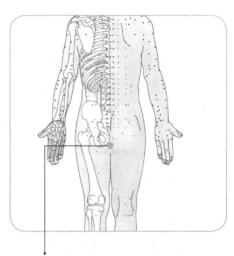

天枢穴 在中腹部，肚脐左右两侧三指宽处

血海穴 在大腿内侧，髌底内侧端上 2 寸处，当股四头肌内侧头的隆起处

长强穴 在人体的尾骨端下，当尾骨端与肛门连线的中点处

按摩流程

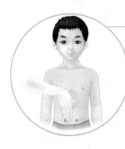

Step 1 ←

按摩穴位：**天枢**
按摩手法：**三指压法**
按摩时间：**1~3 分钟**
按摩力度：**适度**

→ Step 2

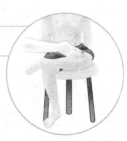

按摩穴位：**血海**
按摩手法：**拇指压法**
按摩时间：**3~5 分钟**
按摩力度：**适度**

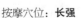

Step 3 ←

按摩穴位：**长强**
按摩手法：**二指压法**
按摩时间：**1~3 分钟**
按摩力度：**轻**

饮食宜忌

忌食：牛奶、豆类及豆制品、鸡蛋、肉类。

多食：开水、果汁、胡萝卜汤、苹果、藕粉。

04 冻疮 天寒地冻不受伤

　　冻疮是冬天的常见病，儿童由于对寒冷的气候抵抗力弱，且皮肤娇嫩，因此在冬天易患冻疮，并且在春天天气转暖后才能痊愈。冻疮经常发于手、脚、面颊、耳等暴露在外的部位，初起为局限性蚕豆至指甲盖大小紫红色肿块或硬结，边缘鲜红，中央青紫，触之冰冷，压之退色，去压后恢复较慢，自觉局部有胀感、瘙痒，遇热后更甚，严重者可有水疱，破溃后形成溃疡、经久不愈。

刮痧取穴与刮拭顺序

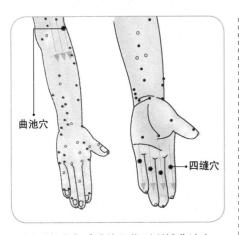

曲池穴

四缝穴

1 用面刮法在手臂从上往下刮拭曲池穴。
2 用垂直按揉法按揉双手奇穴四缝穴。

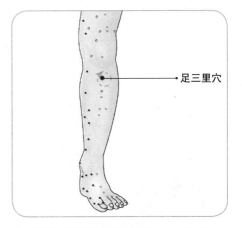

足三里穴

3 用平面按揉法按揉下肢的足三里穴。

父母刮痧

时间	运板	次数
10~15分钟	面刮法 平面按揉法 垂直按揉法	20~30次

治疗冻疮的饮食配方

　　1. 当归枣：当归15克，红枣10克，山楂15克。将红枣泡发洗净与当归、山楂一齐置入沙锅中，加水煮沸，改文火煮1小时，即成，渴汤吃枣。

　　2. 萝卜法：将萝卜切厚片，煮熟趁热贴敷患处，凉后更换。连敷3~4天可愈。

　　3. 生姜法：生姜剁碎后，将其汁挤出，小火熬制成稠状，每天将稠状液涂于患处。平时的时候，也可用生姜片涂擦易患冻疮的地方，可以起到预防的作用。

按摩取穴与按摩顺序

找准穴位

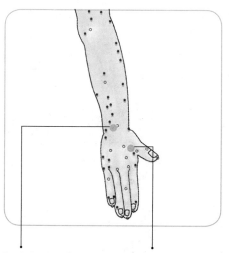

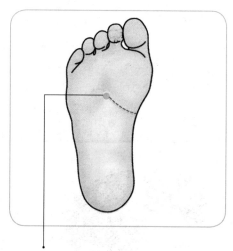

阳池穴 在人体腕背横纹中，当指伸肌腱的尺侧缘凹陷处，前对中指和无名指的指缝

合谷穴 当拇指和食指伸张时，在第一、二掌骨的中点，稍微偏向食指处

涌泉穴 在足底足前部的凹陷处，第二、第三趾的趾缝纹头端和足跟连线的前 1/3 处

按摩流程

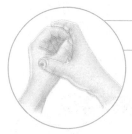

Step 1 ⊂

按摩穴位：**合谷**
按摩手法：**拇指压法**
按摩时间：**1~3分钟**
按摩力度：**重**

⊃ Step 2

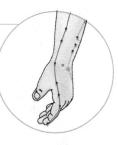

按摩穴位：**阳池**
按摩手法：**拇指压法**
按摩时间：**1~3分钟**
按摩力度：**重**

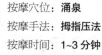

Step 3 ⊂

按摩穴位：**涌泉**
按摩手法：**拇指压法**
按摩时间：**1~3分钟**
按摩力度：**重**

预防冻疮的注意事项

　　父母每天用温水浸泡孩子易患冻疮的耳朵、双手、双脚等部位20分钟。温水中可以加少量啤酒，可以有效的预防冻疮，这是因为啤酒中含有的维生素 B_1、维生素 B_6 含有抗神经炎、皮肤炎和促进肌肉生长的功效。

　　流鼻血是小孩经常发生的事情。由于小孩鼻子内部黏膜较柔嫩，且毛细血管丰富，所以一旦遇到意外碰撞或者小孩自己抠、挖鼻孔，都很容易引起流鼻血的情况。民间有很多迅速止鼻血的偏方，家长可以多记几个，然后根据情况给孩子止血。同时，患儿流鼻血有可能是鼻子过敏、鼻腔肿瘤、鼻息肉、急性白血病等疾病的症状，家长要格外注意，尽早去医院观察治疗。

刮痧取穴与刮拭顺序

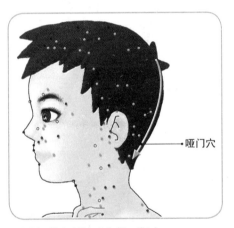

——哑门穴

1 用角刮法刮拭后头部哑门穴。

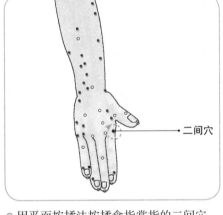

——二间穴

2 用平面按揉法按揉食指掌指的二间穴。

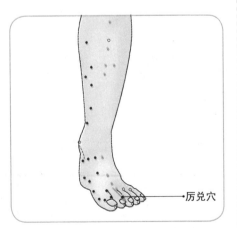

——厉兑穴

3 用角刮法刮拭足部第二指甲外侧厉兑穴。

父母刮痧

时间	运板	次数
10~15分钟	角刮法 平面按揉法	10~20次

治疗流鼻血的饮食配方

　　9克藕节、6~9克艾叶、9克侧柏叶、9克生地。把水放到与药面平，开锅后用文火煮15分钟左右，然后把汤盛出，分两份，早晚服用，一般3到5天即好。

按摩取穴与按摩顺序

找准穴位

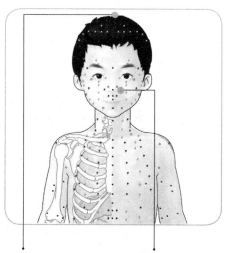

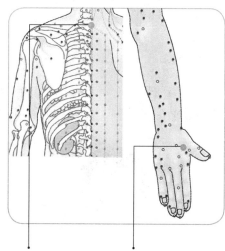

百会穴 位于人体头部，在头顶正中线与两耳尖端连线的交点处

迎香穴 在鼻翼外缘中点旁、当鼻唇沟中间

大椎穴 位于人体背部正中线上，第七颈椎棘突下凹陷中

合谷穴 当拇指和食指伸张时，在第一、二掌骨的中点，稍微偏向食指处

按摩流程

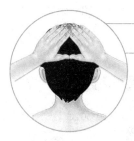

Step 1 ←

按摩穴位：**百会**
按摩手法：**二指压法**
按摩时间：**1~3 分钟**
按摩力度：**轻**

→ ### Step 2

按摩穴位：**迎香**
按摩手法：**中指压法**
按摩时间：**1~3 分钟**
按摩力度：**适度**

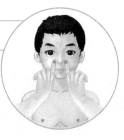

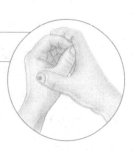

Step 3 ←

按摩穴位：**大椎**
按摩手法：**拇指压法**
按摩时间：**1~3 分钟**
按摩力度：**轻**

→ ### Step 4

按摩穴位：**合谷**
按摩手法：**拇指压法**
按摩时间：**1~3 分钟**
按摩力度：**重**

06 小儿呕吐 病因复杂，多方治疗

小儿呕吐的发病率较高，婴幼儿和儿童均能发病，主要表现为婴幼儿吐乳、普通呕吐以及喷射性呕吐。小儿呕吐的发病原因非常复杂，咽喉、肠道、心脏系统受到阻塞、感染或者服药不慎都可能引发呕吐现象发生。轻者在呕吐后一般可自愈，但严重呕吐者则引起身体脾胃虚损、气血不足等后果。

刮痧取穴与刮拭顺序

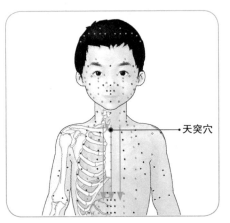

1 用角刮法刮拭前颈下窝的天突穴。

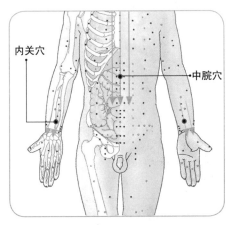

2 用面刮法刮拭腹部的中脘穴，用同样方法从上到下刮拭前手臂阴面内关穴。

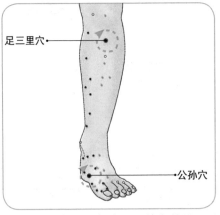

3 用平面按揉法按揉小腿正前方的足三里穴，用同样方法按揉足内侧的公孙穴。

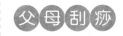

父母刮痧

时间	运板	次数
10~15 分钟	角刮法 面刮法 平面按揉法	20~30 次

治疗小儿呕吐的饮食配方

姜糖茶：生姜、醋、红糖各适量。将生姜洗净切片，用醋浸腌24小时，同时取3片姜，加红糖适量以沸水冲泡片刻，代茶饮。

按摩取穴与按摩顺序

找准穴位

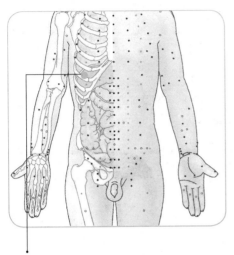

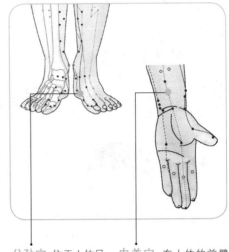

期门穴 在人体的胸部，乳头直下，第6肋间隙，脐上6寸处

公孙穴 位于人体足内侧缘，当第一跖骨基底部的前下方

内关穴 在人体的前臂掌侧，从近手腕的横纹的中央，往上大约三指宽的中央部位

按摩流程

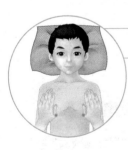

Step 1 ←

按摩穴位：**期门**
按摩手法：**拇指压法**
按摩时间：**3~5分钟**
按摩力度：**轻**

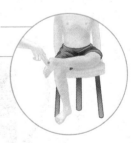

→ Step 2

按摩穴位：**公孙**
按摩手法：**拇指压法**
按摩时间：**1~3分钟**
按摩力度：**适度**

Step 3 ←

按摩穴位：**内关**
按摩手法：**拇指压法**
按摩时间：**1~3分钟**
按摩力度：**重**

饮食宜忌

忌食：油腻、生冷、油炸食品。

07 小儿咳嗽 三分治七分养，舒展父母眉头

　　咳嗽是呼吸道系统疾病中儿童常会感染的疾病之一，冬春季节较为常见。当呼吸道黏膜有炎症，受到异物、分泌物或过敏性等因素刺激时，会反射性地引起咳嗽。外寒入侵引起急性咳嗽，若不及时治疗，有可能会转为长期咳嗽，病症加重，并可能引发哮喘。

刮痧取穴与刮拭顺序

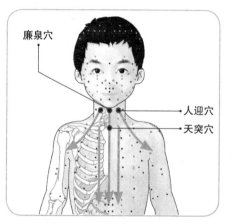

廉泉穴
人迎穴
天突穴

1 用面刮法刮拭颈部廉泉穴、天突穴、人迎穴。

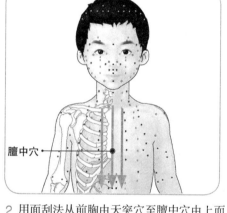

膻中穴

2 用面刮法从前胸由天突穴至膻中穴由上而下刮拭。

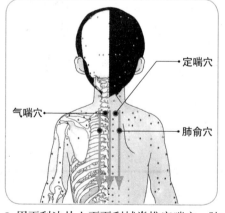

定喘穴
气喘穴
肺俞穴

3 用面刮法从上而下刮拭脊椎定喘穴、肺俞穴和气喘穴。

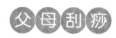

父母刮痧

时间	运板	次数
20~30分钟	面刮法	20~30次

治疗小儿咳嗽的饮食配方

　　山药粥：把山药去皮，切成小块放入食品粉碎机内，再加半碗水，将山药加工成稀糊状。然后倒入锅中，放火上烧，同时要不停地搅动，烧开即可，空腹时食用。

按摩取穴与按摩顺序

找准穴位

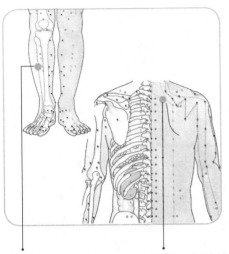
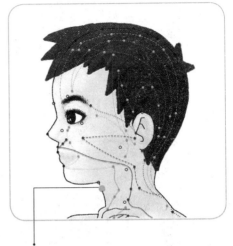

丰隆穴 位于足外踝上8寸（大约在外膝眼与外踝尖的连线中点）处

大杼穴 在人体背部，当第一胸椎棘突下，旁开1.5寸

廉泉穴 在人体的颈部，当前正中线上，结喉上方，舌骨上缘凹陷处

按摩流程

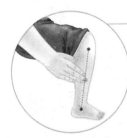

Step **1** ⬅

按摩穴位：**丰隆**
按摩手法：**三指压法**
按摩时间：**1~3分钟**
按摩力度：**适度**

➡ Step **2**

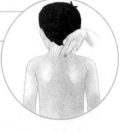

按摩穴位：**大杼**
按摩手法：**中指折叠法**
按摩时间：**1~3分钟**
按摩力度：**适度**

Step **3** ⬅

按摩穴位：**廉泉**
按摩手法：**拇指压法**
按摩时间：**1~3分钟**
按摩力度：**轻**

饮食宜忌

忌食：羊肉、荔枝、桂圆、辣椒、蚕蛹。
多食：柿子、西瓜、枇杷、荸荠、冬瓜汤。

小儿遗尿症 消除自卑，睡觉不再"画地图"

小儿遗尿是儿童时期的常见病症，主要表现睡眠时尿床，且有部分患儿在清醒时也不能自控而排尿，且伴有嗜饮水现象。小儿遗尿一般在婴幼儿时期得病，有的为一时行为，数月后消失，也有的是长期患病。当儿童逐渐进入学龄阶段，小儿遗尿症会让孩子有很重的自卑心理，造成很大的精神负担。

刮痧取穴与刮拭顺序

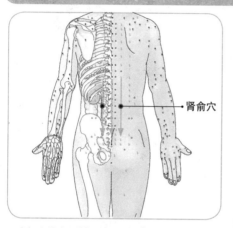

肾俞穴

1 用面刮法刮拭腰部的肾俞穴。

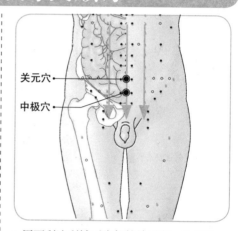

关元穴

中极穴

2 用面刮法刮拭下腹部的关元穴、中极穴。

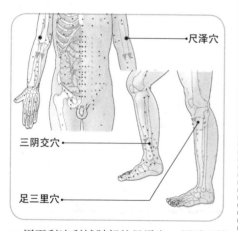

尺泽穴

三阴交穴

足三里穴

3 用面刮法刮拭肘部的尺泽穴，用平面按揉法按揉小腿正前方的足三里穴和小腿内侧的三阴交穴。

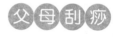

父母刮痧

时间	运板	次数
10~15分钟	面刮法 平面按揉法	20~30次

治疗小儿遗尿症的饮食配方

葱白七八根，硫磺30克，共捣出汁，睡前敷脐上，连敷两二夜，可治小儿遗尿症。

按摩取穴与按摩顺序

找准穴位

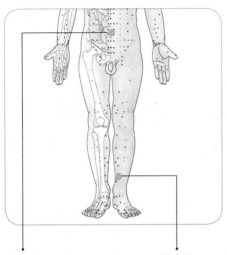

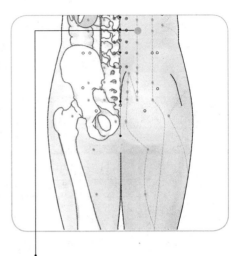

气海穴 在下腹部，前正中线上，脐中下1.5寸

三阴交穴 在人体小腿内侧，足内踝上缘三指宽，踝尖正上方胫骨边缘凹陷中

肾俞穴 在腰部第2腰椎棘突下，旁开1.5寸

按摩流程

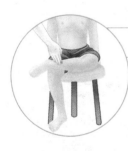

Step 1

按摩穴位：**三阴交**
按摩手法：**拇指压法**
按摩时间：**1~3分钟**
按摩力度：**适度**

Step 2

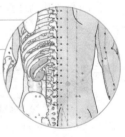

按摩穴位：**肾俞**
按摩手法：**中指折压法**
按摩时间：**3~5分钟**
按摩力度：**重**

Step 3

按摩穴位：**气海**
按摩手法：**拇指压法**
按摩时间：**1~3分钟**
按摩力度：**轻**

预防小儿遗尿症的注意事项

家长要注意帮幼儿养成定时排尿的好习惯，每天晚上定时叫醒患儿一次排尿。白天，孩子不宜过度疲劳，晚饭后一般不应再喝过多的水。

09 新生儿黄疸 清热利湿，祛除婴儿"胎黄"

新生儿黄疸是指新生儿时期皮肤、黏膜及巩膜出现黄色的一种体征，发病原因较多，从中医角度来说主要分为湿热胎黄、寒湿胎黄、瘀血胎黄、胎黄动风四种类型，以目黄、身黄、小便黄为主要表现。轻度患儿将在出生 2~3 天后发黄，10 天左右可自行消退，重症患儿将会反复发作，应该赶快加以治疗。

刮痧取穴与刮拭顺序

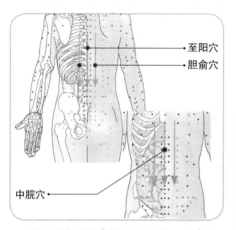

至阳穴
胆俞穴
中脘穴

1 用面刮法刮拭脊椎的至阳穴、胆俞穴，用同样的方法刮拭腹部的中脘穴。

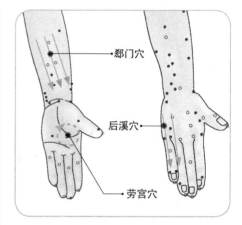

郄门穴
后溪穴
劳宫穴

2 用面刮法刮拭上臂的郄门穴和后溪穴，用平面按揉法按揉劳宫穴。

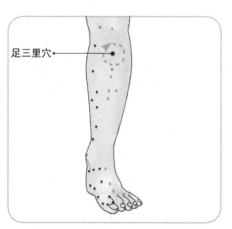

足三里穴

3 用平面按揉法按揉小腿正前方的足三里穴。

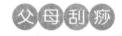

父母刮痧

时间	运板	次数
10~15 分钟	面刮法 平面按揉法	20~30 次

治疗新生儿黄疸的饮食配方

1. 干姜红糖茶：干姜 2 克，切成细薄片，加入滚开水冲泡，焖数分钟后加红糖 10 克，去渣代茶饮。每日 1 剂，10 天为一疗程。
2. 玉米芯茶：玉米芯 20 克，茶叶 3 克，红糖 10 克。共煎水，代茶饮，每日 1 剂，10 天为一疗程。

按摩取穴与按摩顺序

找准穴位

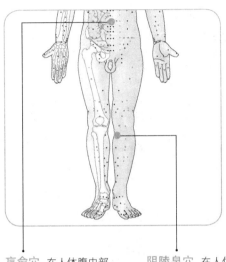

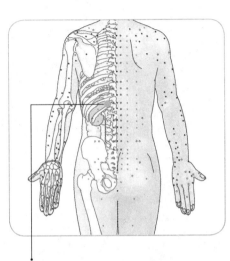

肓俞穴 在人体腹中部，当脐中旁开 0.5 寸处

阴陵泉穴 在人体的小腿内侧，膝下胫骨内侧凹陷处，与阳陵泉相对

胆俞穴 在人体背部第 10 胸椎棘突下，旁开 1.5 寸

按摩流程

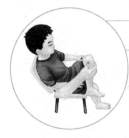

Step 1 ⬅

按摩穴位：**阴陵泉**
按摩手法：**拇指压法**
按摩时间：**1~3 分钟**
按摩力度：**重**

➡ Step 2

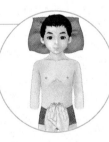

按摩穴位：**肓俞**
按摩手法：**中指折压法**
按摩时间：**1~3 分钟**
按摩力度：**重**

Step 3 ⬅

按摩穴位：**胆俞**
按摩手法：**中指折压法**
按摩时间：**3~5 分钟**
按摩力度：**适度**

预防新生儿黄疸的注意事项

新生儿出现黄疸，可首先从母乳喂养上寻找原因，若新生儿有肝脾肿大迹象，应怀疑黄疸和贫血，可能是同种免疫或感染所引起。

10 小儿消化不良 增强孩子胃动力，穴位来帮忙

消化不良多是由饮食因素引起的胃肠疾患，主要表现为大便每日 5~6 次，呈蛋花样或水样，黄色或黄绿色，有白色小块，大便酸臭，不思乳食，腹满胀痛，可有低热、溢奶、便溏等现象发生。

刮痧取穴与刮拭顺序

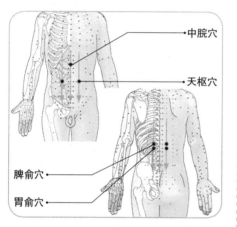

脾俞穴
胃俞穴
中脘穴
天枢穴

1 用面刮法刮拭腹部中脘穴、天枢穴，用同样方法刮拭脊背部脾俞穴、胃俞穴。

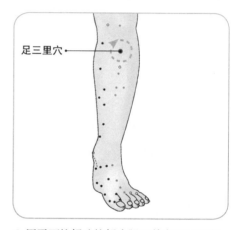

足三里穴

2 用平面按揉法按揉小腿正前方足三里穴。

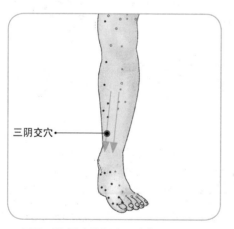

三阴交穴

3 用平面按揉法按揉小腿内侧三阴交穴。

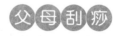

父母刮痧

时间	运板	次数
10~15 分钟	面刮法 平面按揉法	30 次

治疗小儿消化不良的饮食配方

1. 山楂粥：山楂 20 克、粳米 100 克、白糖 10 克。先将山楂入砂锅煎煮，取浓汁去渣，然后加入粳米、白糖、水适量煮粥。佐食或当点心食用，不宜空腹食，7 天为一疗程。

2. 红萝卜水煎，加红糖或加茶叶同煎，治婴儿单纯性消化不良。

按摩取穴与按摩顺序

找准穴位

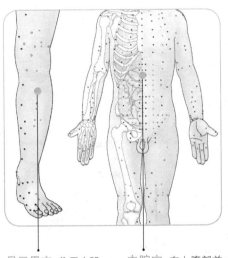

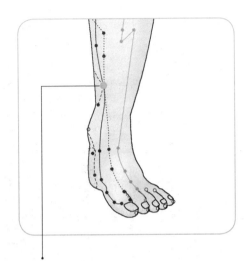

足三里穴 位于小腿前外侧，当犊鼻穴下3寸，距胫骨前嵴一横指（中指）处

中脘穴 在上腹部前正中线上，当脐中上4寸

三阴交穴 在人体小腿内侧，足内踝上缘三指宽，踝尖正上方胫骨边缘凹陷中

按摩流程

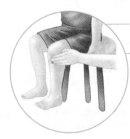

Step 1 ←

按摩穴位：**足三里**
按摩手法：**中指折叠法**
按摩时间：**1~3分钟**
按摩力度：**重**

→ Step 2

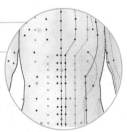

按摩穴位：**中脘**
按摩手法：**中指折压法**
按摩时间：**1~3分钟**
按摩力度：**重**

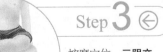

Step 3 ←

按摩穴位：**三阴交**
按摩手法：**拇指压法**
按摩时间：**1~3分钟**
按摩力度：**适度**

饮食宜忌

忌食：糯米、栗子、黄豆、蚕豆。
宜食：鸡内金、米油、牛乳。

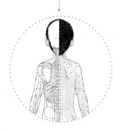

第五章 孩子的幸福写在脸上

——小儿五官科疾病的治疗法

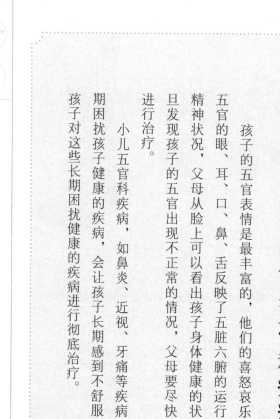

孩子的五官表情是最丰富的，他们的喜怒哀乐都写在脸上。

五官的眼、耳、口、鼻、舌反映了五脏六腑的运行状况和心理、精神状况，父母从脸上可以看出孩子身体健康的状况，所以，一旦发现孩子的五官出现不正常的情况，父母要尽快通过中医疗法进行治疗。

小儿五官科疾病，如鼻炎、近视、牙痛等疾病，都是一些长期困扰孩子健康的疾病，会让孩子长期感到不舒服，所以要帮助孩子对这些长期困扰健康的疾病进行彻底治疗。

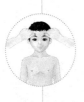
本章看点

11 鼻炎 帮助孩子呼吸每一天新鲜空气

鼻炎是儿童中经常遇到的病症，由于儿童鼻窦窦口相对较大，自身抵抗力弱，一旦遇上感冒、扁桃体发炎等症状，很容易引发鼻炎。一旦孩子感冒，父母就要积极给孩子治疗，若是感冒持续一周以上，浓涕不见减少，就应考虑是鼻炎，及时给孩子采用按摩或者刮痧的方式治疗。

刮痧取穴与刮拭顺序

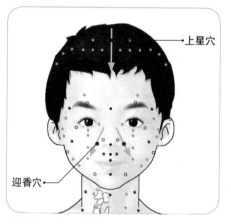

上星穴

迎香穴

1 用角刮法刮拭前额部上星穴。

2 用角刮法刮拭鼻翼外两旁迎香穴。

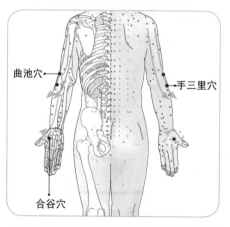

曲池穴

手三里穴

合谷穴

4 用疏理经气法从上往下刮拭手前臂阳面曲池穴、手三里穴，用平面按揉法按揉合谷穴。

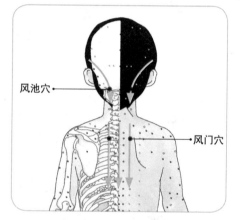

风池穴

风门穴

3 用面刮法刮拭后脑发际风池穴；用同样方法刮拭脊背部风门穴。

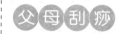

时间	运板	次数
10~20 分钟	角刮法 面刮法 疏理经气法 平面按揉法	20~30 次

治疗鼻炎的饮食配方

苍耳子 10 克，辛夷花 10 克，水煎服。

按摩取穴与按摩顺序

找准穴位

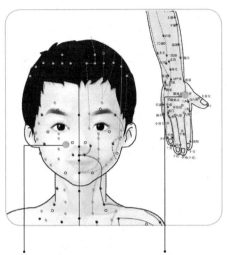

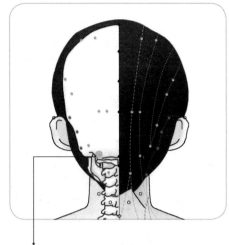

迎香穴 在鼻翼外缘中点旁、当鼻唇沟中间

合谷穴 当拇指和食指伸张时，在第一、二掌骨的中点，稍微偏向食指处

风池穴 位于人体的后颈部，后头骨下，两条大筋外缘陷窝中，大概与耳垂齐平

按摩流程

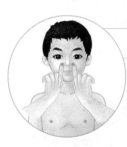

Step 1 ⟵

按摩穴位：**迎香**
按摩手法：**中指压法**
按摩时间：**1~3分钟**
按摩力度：**适度**

⟶ Step 2

按摩穴位：**合谷**
按摩手法：**拇指压法**
按摩时间：**1~3分钟**
按摩力度：**重**

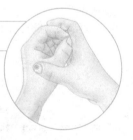

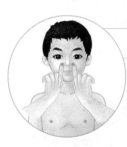

Step 3 ⟵

按摩穴位：**风池**
按摩手法：**拇指压法**
按摩时间：**1~3分钟**
按摩力度：**重**

饮食宜忌

忌食：辛辣、油腻、快餐类食品。
多食：水果、蔬菜、豆制品。

12 口疮 消灭孩子口中的"邪火"

口疮是一种常见的小儿口腔疾病，是由于脾胃积热，或心火上炎而致，亦有由虚火上浮而发者，主要症状为患儿口腔黏膜出现淡黄色或者灰白色小溃疡，且伴有发热、流涎、拒食、烦躁和口痛等症状，2~4岁儿童易受感染。

刮痧取穴与刮拭顺序

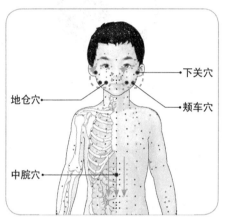

1 用平面按揉法按揉脸部下颌地仓穴，并从地仓穴刮到下关穴、颊车穴一带。
2 用面刮法刮拭胸部中脘穴。

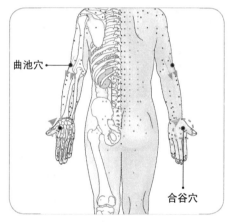

3 在小手臂阳面用面刮法刮拭曲池穴，用平面按揉法按揉合谷穴。

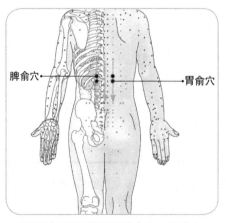

4 用面刮法刮拭脊背部脾俞穴、胃俞穴。

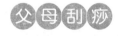

时间	运板	次数
10~15分钟	面刮法 平面按揉法	20~30次

治疗口疮的饮食配方

1. 竹叶饮：鲜竹叶一把，洗净，入水加冰糖适量，煮沸片刻，代茶饮。
2. 番茄汁：番茄数个，洗净，用沸水浸泡，剥皮去籽，用洗净纱布包绞汁液，含漱，每日数次。

按摩取穴与按摩顺序

找准穴位

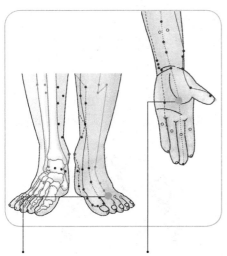

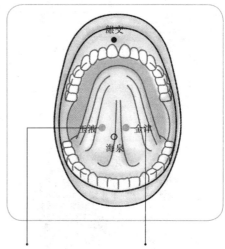

内庭穴 在足的次趾与中趾之间，脚丫缝尽处的陷凹中

劳宫穴 在人体的手掌心，即握拳屈指时，中指尖所在的部位

玉液穴 口腔内舍系带右侧舌下神经伴行静脉可见部分的中点处

金津穴 口腔内舍系带左侧舌下神经伴行静脉可见部分的中点处

按摩流程

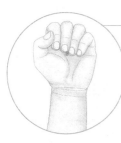

Step **1** ←

按摩穴位：**劳宫**
按摩手法：**拇指压法**
按摩时间：**1~3 分钟**
按摩力度：**重**

→ Step **2**

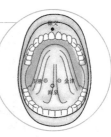

按摩穴位：**金津、玉液**

叩齿：**上下牙齿轻叩**
36 次

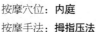

Step **3** ←

按摩穴位：**内庭**
按摩手法：**拇指压法**
按摩时间：**1~3 分钟**
按摩力度：**适度**

饮食宜忌

忌食：荔枝、鸡肉、辛辣食物。

宜食：动物肝脏、瘦肉、鱼类、新鲜蔬菜和水果。

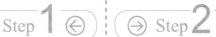

13 斜视 看准方向，正视前方未来

斜视是指两眼不能同时注视目标，属眼外肌疾病，儿童患斜视主要是单眼性内斜，一般是由于看电视、看电脑打游戏、斜卧床上看书，视力因有差别而集中于一侧，长此以往，视力差的患儿易导致内斜。

刮痧取穴与刮拭顺序

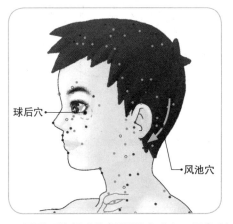

1 用平面按揉法按揉眼眶球后穴，用角刮法刮拭风池穴。

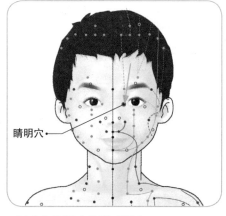

2 用垂直按揉法按揉睛明穴。

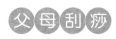
父母刮痧

时间	运板	次数
10~15 分钟	平面按揉法 角刮法 垂直按揉法	20~30 次

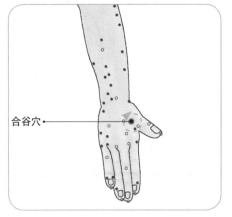

3 用平面按揉法按揉第一、二掌骨间的合谷穴。

预防斜视的注意事项

预防孩子斜视要从小培养孩子良好的生活习惯，注意观察小孩的头的位置，不能经常偏向一侧。在孩子看书、看电视时随时调整孩子的坐姿，养成正确的学习方式。

按摩取穴与按摩顺序

找准穴位

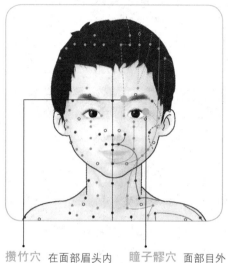

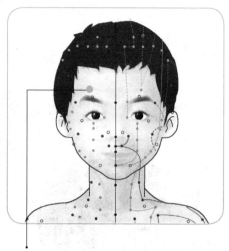

攒竹穴　在面部眉头内端凹陷中，眶上切迹

瞳子髎穴　面部目外眦旁，当眶外边缘0.5寸处

阳白穴　在人体面部，瞳孔的直上方，距离眉毛上缘约1寸处

按摩流程

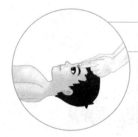

Step 1 ←

按摩穴位：**攒竹**
按摩手法：**中指折叠法**
按摩时间：**1~3分钟**
按摩力度：**适度**

→ Step 2

按摩穴位：**瞳子髎**
按摩手法：**拇指压法**
按摩时间：**1~3分钟**
按摩力度：**重**

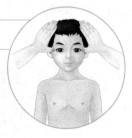

Step 3 ←

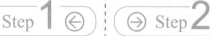

按摩穴位：**阳白**
按摩手法：**拇指压法**
按摩时间：**1~3分钟**
按摩力度：**轻**

饮食宜忌

忌食：辛辣、炸、烤食物，生冷食物。
宜食：水果、动物肝脏、海带。

14 近视 摘掉"酒瓶底",看近又看远

近视是指在视网膜的前面成像,远处的物体聚焦不准的一种状态,是由于角膜和视网膜之间距离过长,相当于眼睛晶状体的折射力过强等原因引起的,近视被认为与遗传因素有密切关系。儿童调节晶状体折射力的睫状肌很有弹力,一旦睫状肌紧张,就容易导致近视。看书、玩电脑游戏、看电视都容易导致近视。

刮痧取穴与刮拭顺序

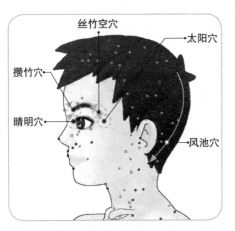

1 用平面按揉法按揉眼睛四周的攒竹穴、丝竹空穴,用同样方法按揉睛明穴、太阳穴。
2 用角刮法刮拭风池穴。

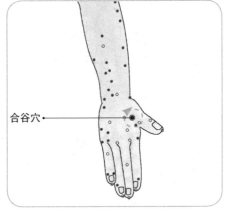

3 用平面按揉法按揉第一、二掌骨之间偏于第二掌骨的合谷穴。

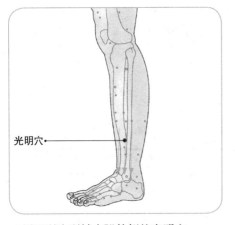

4 用面刮法刮拭小腿外侧的光明穴。

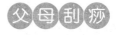
父母刮痧

时间	运板	次数
10~15 分钟	角刮法 面刮法 平面按揉法	20~30 次

预防近视的注意事项

家长要严格控制孩子的看书、看电视、上网时间,预防近视发生;带领孩子经常参加户外运动,眺望远处景色,缓解眼疲劳。

按摩取穴与按摩顺序

找准穴位

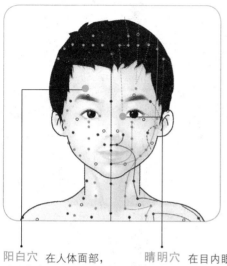 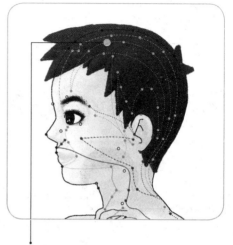

阳白穴 在人体面部，瞳孔的直上方，距离眉毛上缘约 1 寸处

睛明穴 在目内眼角外一分处，鼻梁旁的凹陷处

目窗穴 在人体的头部，当前发际上 1.5 寸，瞳孔直上即是

按摩流程

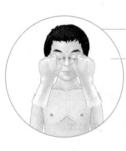

Step 1 ←

按摩穴位：**睛明**
按摩手法：**拇指压法**
按摩时间：**1~3 分钟**
按摩力度：**轻**

→ Step 2

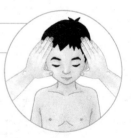

按摩穴位：**目窗**
按摩手法：**二指压法**
按摩时间：**1~3 分钟**
按摩力度：**轻**

Step 3 ←

按摩穴位：**阳白**
按摩手法：**拇指压法**
按摩时间：**1~3 分钟**
按摩力度：**轻**

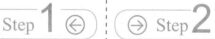

饮食宜忌

忌食：大蒜、辣椒、生姜。
多食：胡萝卜、鳗鱼、猪肉、动物肝脏。

15 牙痛 赶走惨过大病的小病

牙痛是发生于牙齿本身的疾病和临近组织的疾病如三叉神经痛等，主要症状为牙齿及牙龈红肿疼痛，是由于孩子平时不注意口腔卫生，或吃了很多零食而导致的，在儿童当中非常普遍。家长要在平时督促孩子养成"早晚刷牙，饭后漱口"的好习惯，预防孩子出现牙痛症状。

刮痧取穴与刮拭顺序

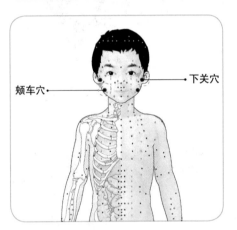

颊车穴　下关穴

1 用平面按揉法按揉下关穴、颊车穴。

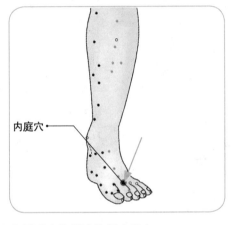

内庭穴

2 用垂直按揉法按揉内庭穴。

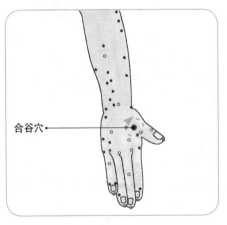

合谷穴

3 用平面按揉法按揉合谷穴。

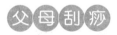

父母刮痧

时间	运板	次数
10~15 分钟	平面按揉法 垂直按揉法	20~30 次

治疗牙痛的饮食配方

鸡蛋一枚，将蛋清倒入碗内，加白酒100毫升，搅成糊状，睡前服之。

按摩取穴与按摩顺序

找准穴位

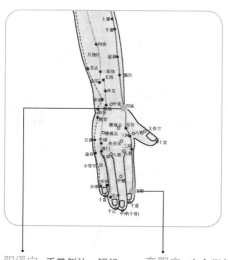

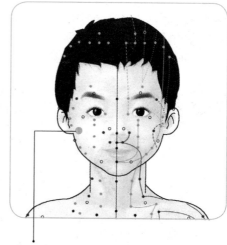

阳溪穴 手掌侧放，翘起拇指，在手腕背侧，腕横纹两筋间凹陷中

商阳穴 在食指的桡侧，距离指甲角旁大约1分处

颧髎穴 位于人体面部，颧骨尖处的下缘凹处，约与鼻翼下缘平齐。即当目眦直下，颧骨下缘凹陷处

按摩流程

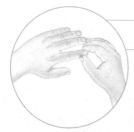

Step 1 ←

按摩穴位：**商阳**
按摩手法：**拇指压法**
按摩时间：**1~3 分钟**
按摩力度：**轻**

→ Step 2

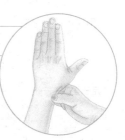

按摩穴位：**阳溪**
按摩手法：**拇指压法**
按摩时间：**1~3 分钟**
按摩力度：**重**

Step 3 ←

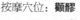

按摩穴位：**颧髎**
按摩手法：**拇指压法**
按摩时间：**1~3 分钟**
按摩力度：**适度**

饮食宜忌

忌食：酸性食品、冷饮、辛辣、油腻食品。

多食：南瓜、西瓜、芹菜、萝卜。

16 角膜炎 为眼睛寻找最健康的保护伞

角膜炎是因角膜外伤，细菌及病毒侵入角膜引起的炎症，主要症状为患儿的眼睛有异物感、刺痛甚至烧灼感。球结膜表面混合性充血，伴有怕光、流泪、视力障碍和分泌物增加等症状，角膜表面浸润有溃疡形成。

刮痧取穴与刮拭顺序

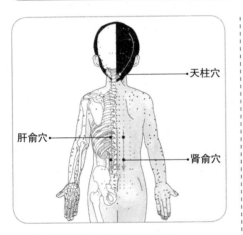

1 用面刮法刮拭后脑部的天柱穴。
2 用面刮法刮拭脊背部的肝俞穴、肾俞穴。

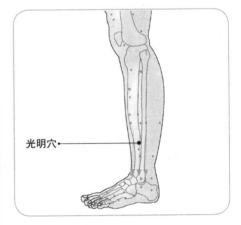

3 用面刮法刮拭小腿外侧的光明穴。

父母刮痧

时间	运板	次数
10~15 分钟	面刮法 平面按揉法	20~30 次

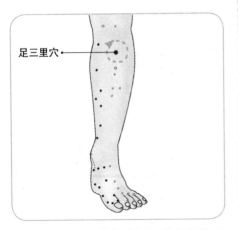

4 用平面按揉法按揉小腿正前方的足三里穴。

饮食宜忌

忌食：辛辣食品、韭菜、荠菜、海鲜。
多食：胡萝卜、南瓜、西红柿、枣、瘦肉、动物肝脏、大豆。

按摩取穴与按摩顺序

找准穴位

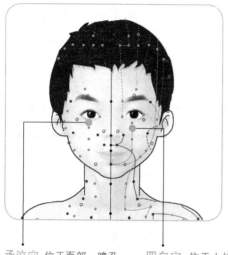

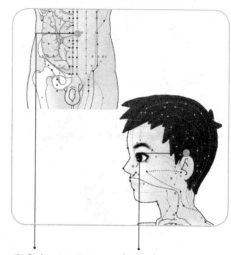

承泣穴 位于面部,瞳孔直下,当眼球与眶下缘之间

四白穴 位于人体面部,瞳孔直下,眼眶下凹陷处

肓俞穴 在人体腹中部,当脐中旁开0.5寸处

角孙穴 在人体的头部,折耳廓向前,当耳尖直上入发际处

按摩流程

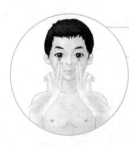

Step 1

按摩穴位:**承泣**
按摩手法:**中指压法**
按摩时间:**1~3 分钟**
按摩力度:**轻**

Step 2

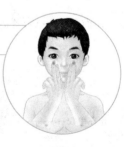

按摩穴位:**四白**
按摩手法:**中指压法**
按摩时间:**1~3 分钟**
按摩力度:**适度**

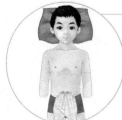

Step 3

按摩穴位:**肓俞**
按摩手法:**中指折压法**
按摩时间:**1~3 分钟**
按摩力度:**重**

Step 4

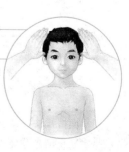

按摩穴位:**角孙**
按摩手法:**拇指压法**
按摩时间:**1~3 分钟**
按摩力度:**重**

17 夜盲症 为孩子的黑夜寻找光明

夜盲症是一种眼病，是指在夜间或者光线昏暗的地方或环境下视物不清，主要是由于视网膜杆状细胞缺乏合成视紫红质的原料或杆状细胞本身的病变而导致的。根据发病来源的不同，可分为先天性疾病（因遗传的原因）、后天性疾病（因视神经萎缩、脉络膜视网膜炎等）和全身性疾病（因营养不良、肝脏疾病或消化道疾病等引起）三类。

刮痧取穴与刮拭顺序

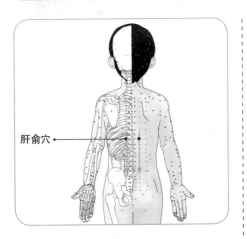

1 用面刮法刮拭脊背部的肝俞穴。

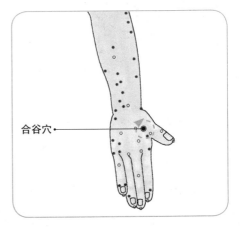

2 用平面按揉法按揉第一、二掌骨间的合谷穴。

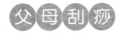

父母刮痧

时间	运板	次数
10~15 分钟	面刮法平面按揉法	20~30 次

治疗夜盲症的饮食配方

羊肝丸：由夜明砂 250 克、当归 120 克、木贼 200 克、蝉蜕 100 克、羊肝 500 克组成，制成蜜丸。每次服 10 克，每日 2 次，适用于各种夜盲症。

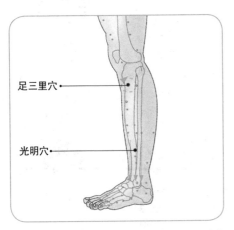

3 用平面按揉法按揉足三里穴，用面刮法刮拭小腿正前方的光明穴。

按摩取穴与按摩顺序

找准穴位

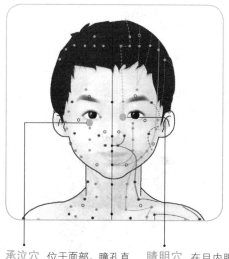

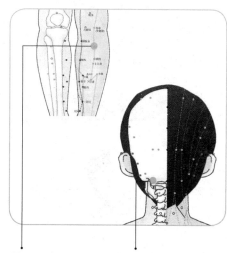

承泣穴 位于面部，瞳孔直下，当眼球与眶下缘之间

睛明穴 在目内眼角外一分处，鼻梁旁的凹陷处

足三里穴 位于小腿前外侧，当犊鼻穴下3寸，距胫骨前嵴一横指（中指）处

风池穴 位于人体的后颈部，后头骨下，两条大筋外缘陷窝中，大概与耳垂齐平

按摩流程

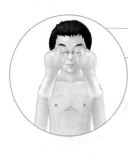

Step 1 ⬅

按摩穴位：**睛明**
按摩手法：**拇指压法**
按摩时间：**1~3分钟**
按摩力度：**轻**

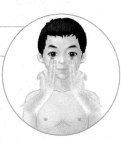

Step 2

按摩穴位：**承泣**
按摩手法：**中指压法**
按摩时间：**1~3分钟**
按摩力度：**轻**

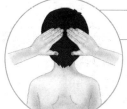

Step 3 ⬅

按摩穴位：**风池**
按摩手法：**拇指压法**
按摩时间：**1~3分钟**
按摩力度：**重**

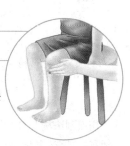

Step 4

按摩穴位：**足三里**
按摩手法：**中指折叠法**
按摩时间：**1~3分钟**
按摩力度：**重**

18 咽喉炎 保护孩子的"咽喉要道"

咽喉炎是细菌引起的一种疾病，多发生在气候干燥的冬春两季，伴随鼻炎、扁桃体炎等疾病发生，主要症状为咽喉部干痒、灼热，刷牙时常引起反射性恶心呕吐，可分为急性和慢性两种。急性咽喉炎多由细菌病毒所致，一旦治疗不及时，就容易转为慢性。

刮痧取穴与刮拭顺序

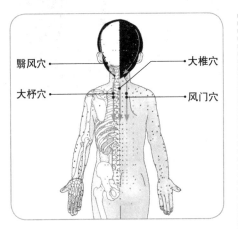

翳风穴
大椎穴
大杼穴
风门穴

1 用单角刮法刮拭耳后翳风穴，用面刮法刮拭脊背部大椎穴、大杼穴和风门穴。

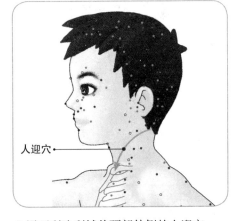

人迎穴

2 用面刮法刮拭前颈部外侧的人迎穴。

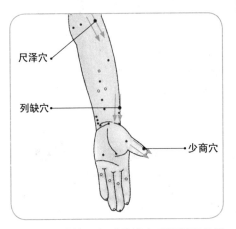

尺泽穴
列缺穴
少商穴

3 用面刮法从上向下刮拭小手臂阴面的尺泽穴、列缺穴和少商穴。

父母刮痧

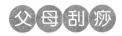

时间	运板	次数
10~15分钟	单角刮法 面刮法	20~30次

治疗咽喉炎的饮食配方

梨汁：大梨2~3个，去皮切碎，捣取汁，加适量开水调和，分次徐徐吞咽。

按摩取穴与按摩顺序

找准穴位

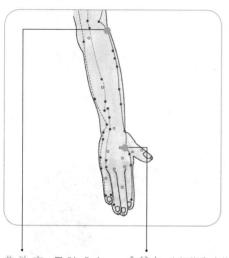

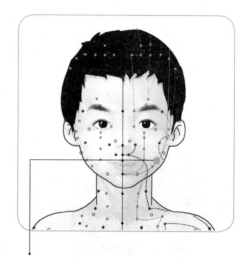

曲池穴 屈肘成直角，在肘弯横纹尽头筋骨间凹陷处

合谷穴 当拇指和食指伸张时，在第一、二掌骨的中点，稍微偏向食指处

颊车穴 位于下颌角前上方大约一横指处，按之凹陷处（大约在耳下1寸左右），用力咬牙时，咬肌隆起的地方

按摩流程

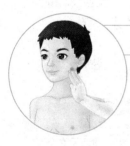

Step 1 ←

按摩穴位：**颊车**
按摩手法：**中指折叠法**
按摩时间：**1~3分钟**
按摩力度：**适度**

→ Step 2

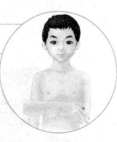

按摩穴位：**曲池**
按摩手法：**拇指压法**
按摩时间：**1~3分钟**
按摩力度：**适度**

Step 3 ←

按摩穴位：**合谷**
按摩手法：**拇指压法**
按摩时间：**1~3分钟**
按摩力度：**重**

饮食宜忌

忌食：姜、花椒、芥末、大蒜等辛辣之物。
多食：橘子、菠萝、甘蔗、鸭梨、苹果。

19 眼疲劳 让孩子的眼睛拥有一汪活水

眼疲劳是一种眼科常见病，主要症状表现为眼干、眼涩、眼酸胀，视物模糊甚至视力下降，直接影响着孩子的学习与生活。平时如果孩子看电脑、看书或看电视很长时间之后，就会有眼疲劳的现象。这种情况一旦严重，就会引发一系列的眼部疾病，因此家长应当给予高度重视。

刮痧取穴与刮拭顺序

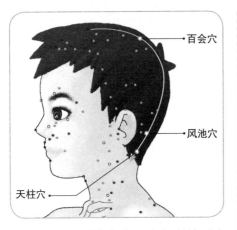

1 用角刮法刮拭全头，重点刮拭百会穴，用面刮法刮拭风池穴、天柱穴。

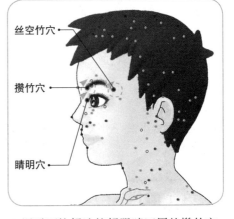

2 用平面按揉法按揉眼睛四周的攒竹穴、丝空竹穴，用同样方法按揉睛明穴。

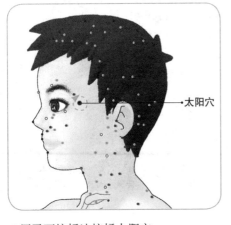

3 用平面按揉法按揉太阳穴。

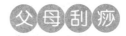

父母刮痧

时间	运板	次数
10~15分钟	面刮法 角刮法 平面按揉法	20~30次

治疗眼疲劳的饮食配方

玉米仁粥：玉米仁30克，将玉米仁捣碎，煮为粥。空腹食用，具有明目功效。

按摩取穴与按摩顺序

找准穴位

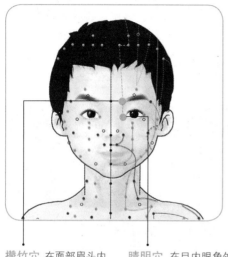

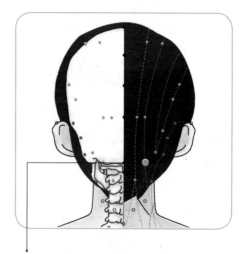

攒竹穴 在面部眉头内端凹陷中，眶上切迹

睛明穴 在目内眼角外一分处，鼻梁旁的凹陷处

风池穴 位于人体的后颈部，后头骨下，两条大筋外缘陷窝中，大概与耳垂齐平

按摩流程

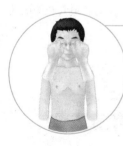

Step 1 ⬅

按摩穴位：**睛明**
按摩手法：**拇指压法**
按摩时间：**1~3 分钟**
按摩力度：**轻**

➡ Step 2

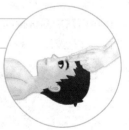

按摩穴位：**攒竹**
按摩手法：**中指折叠法**
按摩时间：**1~3 分钟**
按摩力度：**适度**

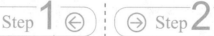

Step 3 ⬅

按摩穴位：**风池**
按摩手法：**拇指压法**
按摩时间：**1~3 分钟**
按摩力度：**重**

饮食宜忌

忌食：大蒜、巧克力。
多食：动物肝脏、奶油、鸡蛋黄、菠菜、胡萝卜、香菜。

20 扁桃体炎 保持孩子的喉咙湿润，不肿痛

　　小儿扁桃体炎是一种儿童多发病、常见病，是由于风热外侵，肺经有热及邪热传里，肺胃热盛搏结于喉而至，主要症状为喉核红肿疼痛，状如蚕蛾，表面或有黄白色脓样分泌物，多发生于春秋两季。孩子若是遇到受凉、潮湿、过度劳累、有害气体刺激以及上呼吸道有慢性病等因素就容易引起扁桃体炎，家长要特别注意。

刮痧取穴与刮拭顺序

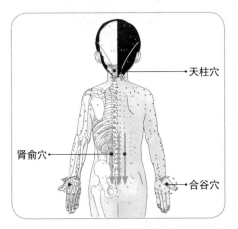

天柱穴

肾俞穴

合谷穴

1 用角刮法刮拭后颈部的天柱穴。

2 用面刮法刮拭腰部的肾俞穴一带，用平面按揉法按揉合谷穴。

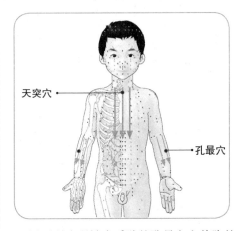

天突穴

孔最穴

3 用面刮法刮拭小手臂的孔最穴和前胸的天突穴一带。

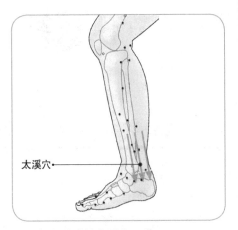

太溪穴

4 用角刮法刮拭太溪穴一带。

父母刮痧

时间	运板	次数
10~20 分钟	角刮法 面刮法 平面按揉法	20~30 次

治疗扁桃体炎的饮食配方

　　无花果冰糖饮：无花果 60 克入锅浓煎，加入适量白糖调味。每日一剂，早晚各一副，坚持 3~7 天即可。

按摩取穴与按摩顺序

找准穴位

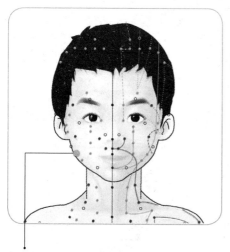

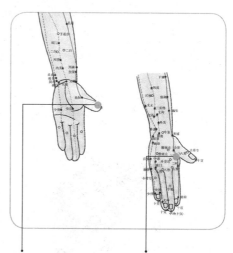

颊车穴 位于下颌角前上方大约一横指处，按之凹陷处（大约在耳下1寸左右），用力咬牙时，咬肌隆起的地方

少商穴 在拇指的桡侧，距离指甲角约1分处

三间穴 微微握拳，在食指的桡侧、第二掌骨小头后的凹陷处

按摩流程

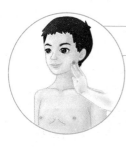

Step 1 ⊜

按摩穴位：**颊车**
按摩手法：**中指折叠法**
按摩时间：**1~3分钟**
按摩力度：**适度**

⊝ Step 2

按摩穴位：**少商**
按摩手法：**拇指压法**
按摩时间：**1~3分钟**
按摩力度：**轻**

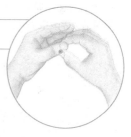

Step 3 ⊜

按摩穴位：**三间**
按摩手法：**拇指压法**
按摩时间：**1~3分钟**
按摩力度：**轻**

饮食宜忌

忌食：辛辣、油腻食品和冷饮。

多食：牛奶、豆制品、鸡蛋、富含维生素C的水果。

21 目赤肿痛 不得"红眼病"，扑灭肝中火

目赤肿痛俗称"红眼"或"暴发火眼"，症状表现为眼睛红肿、迎风流泪、目涩、怕光，严重的可导致急性结膜炎、出血性结膜炎等急症。儿童活泼好动，手上经常沾上细菌，一揉眼睛，很容易感染引起目赤肿痛。另外，风热湿邪或肝胆火邪侵袭目窍，也容易引起此病。

刮痧取穴与刮拭顺序

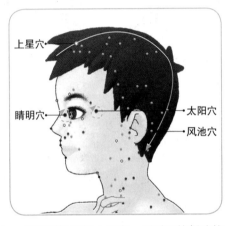

1 用面刮法刮拭上星穴，用平面按揉法按揉太阳穴和睛明穴。
2 用单角刮法刮拭后发际风池穴。

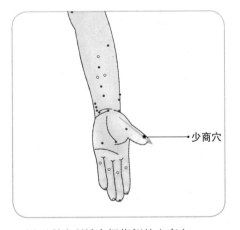

3 用面刮法刮拭大拇指侧的少商穴。

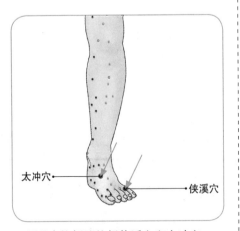

4 用垂直按揉法按揉侠溪穴和太冲穴。

父母刮痧

时间	运板	次数
10~15分钟	面刮法 垂直按揉法 单角刮法	20~30次

治疗目赤肿痛的饮食配方

明目茶：桑叶、菊花、谷精草、密蒙花各6克，泡茶饮用，有疏散风热、清肝明目之效，可用于风热目赤肿痛的患儿。

按摩取穴与按摩顺序

找准穴位

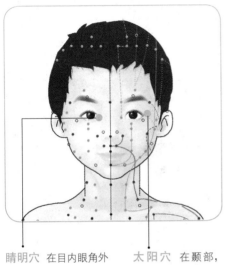

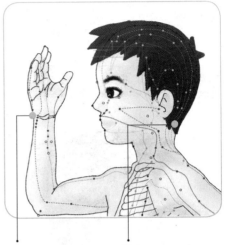

睛明穴 在目内眼角外一分处，鼻梁旁的凹陷处

太阳穴 在颞部，当眉梢与目外眦之间，向后约1横指凹陷处

阳谷穴 在人体的手腕尺侧，当尺骨茎突与三角骨之间的凹陷处

天柱穴 位于后头骨正下方凹陷处，就是脖颈处有一块突起的肌肉（斜方肌），此肌肉外侧凹处，后发际正中旁开约1.5厘米左右

按摩流程

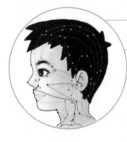

Step 1 ←

按摩穴位：**太阳**
按摩手法：**拇指压法**
按摩时间：**1~3 分钟**
按摩力度：**适度**

→ Step 2

按摩穴位：**睛明**
按摩手法：**拇指压法**
按摩时间：**1~3 分钟**
按摩力度：**轻**

Step 3 ←

按摩穴位：**阳谷**
按摩手法：**拇指压法**
按摩时间：**1~3 分钟**
按摩力度：**适度**

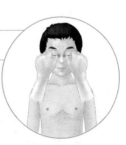

→ Step 4

按摩穴位：**天柱**
按摩手法：**拇指压法**
按摩时间：**1~3 分钟**
按摩力度：**轻**

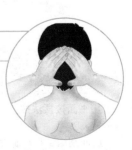

22 视力模糊 还孩子一双明亮的眼睛

视力模糊往往是因为孩子学习或者看电视、打游戏时间过长，而引起的视力模糊的现象，这种情况应该尽快帮孩子治疗，否则时间一长就会导致孩子假性近视。

刮痧取穴与刮拭顺序

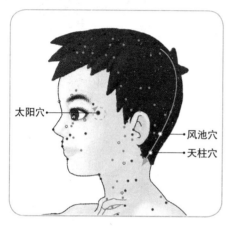

太阳穴
风池穴
天柱穴

1 用平面按揉法按揉外眼角上方的太阳穴。
2 用面刮法从上往下分段刮拭后脑部的风池穴、天柱穴。

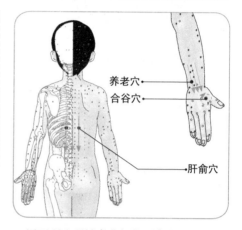

养老穴
合谷穴
肝俞穴

3 用面刮法刮拭脊背部的肝俞穴。
4 用平面按揉法按揉小手臂阳面的合谷穴，用面刮法刮拭养老穴。

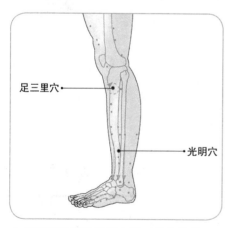

足三里穴
光明穴

5 用平面按揉法按揉小腿正前方的足三里穴。
6 用面刮法刮拭小腿外侧的光明穴。

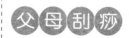

父母刮痧

时间	运板	次数
10~15 分钟	面刮法 平面按揉法	20~30 次

预防视力模糊的注意事项

视力模糊往往是假性近视的前兆，父母要监督孩子科学用眼，不在光线昏暗或特别明亮的地方看书，不长时间看书或看电视，注意双眼的休息。同时注意孩子的坐姿，眼睛距离书本30厘米，书本与桌面呈30~40°角。另外，要保持充足的睡眠，尽量保持在8小时以上。

按摩取穴与按摩顺序

找准穴位

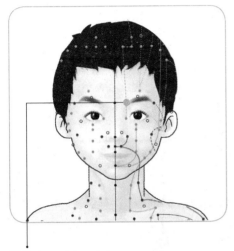

攒竹穴 在面部眉头内
端凹陷中，眶上切迹

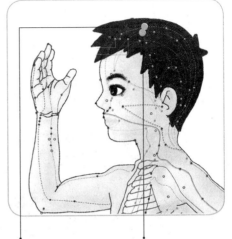

承光穴 在人体头
部，当前发际正中
直上 2.5 寸，旁开
1.5 寸处

目窗穴 在人体的头
部，当前发际上 1.5
寸，瞳孔直上即是

按摩流程

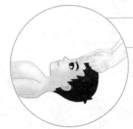

Step 1 ←

按摩穴位：**攒竹**
按摩手法：**中指折叠法**
按摩时间：**1~3 分钟**
按摩力度：**适度**

→ Step 2

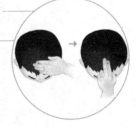

按摩穴位：**承光**
按摩手法：**食指压法**
按摩时间：**1~3 分钟**
按摩力度：**适度**

Step 3 ←

按摩穴位：**目窗**
按摩手法：**二指压法**
按摩时间：**1~3 分钟**
按摩力度：**轻**

饮食宜忌

忌食：大蒜、生姜、辣椒。

第六章 打造百毒不侵的金刚罩

——小儿皮肤、运动系统疾病的治疗法

皮肤被称为人体的「第三脑」，是人体最大的器官，同时，由于暴露在人体表面，非常容易受到伤害。皮肤下面的骨骼也容易因剧烈运动而受损伤，所以对于孩子的皮肤、运动系统疾病要格外注意预防和治疗。

本章从孩子经常遇到的落枕、荨麻疹以及腓肠肌痉挛等病症出发，将孩子日常生活中的这些问题以按摩、刮痧的方式对症治疗，真正做到根治、全治。

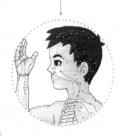

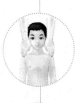

● 落枕　养成科学的睡眠习惯

● 荨麻疹　疏风凉血，邪去疹退

● 颈椎病　疏通通道，治愈孩子的"中年病"

● 小儿湿疹　拔除湿邪治顽疾

● 小儿丹毒　让"火云邪神"远离孩子

● 坐骨神经痛　舒筋活血，坐着说话不再腰疼

● 腓肠肌痉挛　游泳大忌，不可马虎

● 风湿性关节炎　活血化瘀，让关节不再僵硬

本章看点

落枕又称"失枕"，是一种常见病，主要表现为入睡前并无任何症状，晨起后却感到项背部明显酸痛，颈部活动受限。病因一般在睡眠之后，与睡枕及睡眠姿势有密切关系，因此预防落枕很重要，首先枕头不宜过高过硬，睡觉时被子盖好颈部，夏不吹扇，冬不对窗，并经常给孩子做颈部的刮痧和按摩治疗。

刮痧取穴与刮拭顺序

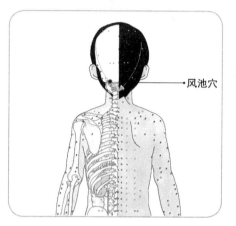

1 用面刮法刮拭后颈部的风池穴，并沿颈椎从上往下刮拭风池穴一带。

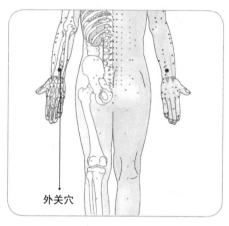

2 用面刮法刮拭腕关节的背面的外关穴。

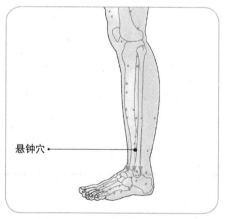

3 用面刮法刮拭小腿外侧的外脚踝上方的悬钟穴。

父母刮痧

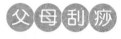

时间	运板	次数
10~15分钟	面刮法	20~30次

预防落枕的注意事项

父母要为孩子选择高度适宜的枕头，不宜垫得太高，也不能太低。

按摩取穴与按摩顺序

找准穴位

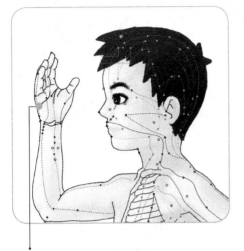

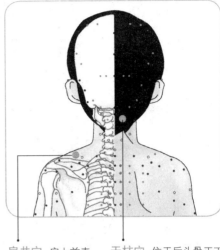

后溪穴 在人体的手掌尺侧，微微握拳，当第五指掌关节后远侧，掌横纹头赤白肉际

肩井穴 肩上前直乳中大椎与肩峰端连线的中点处

天柱穴 位于后头骨正下方凹陷处，就是脖颈处有一块突起的肌肉（斜方肌），此肌肉外侧凹处，后发际正中旁开约 1.5 厘米左右

按摩流程

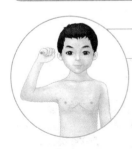

Step 1 ←

按摩穴位：**后溪**

按摩手法：**拇指压法**

按摩时间：**1~3 分钟**

按摩力度：**适度**

→ ### Step 2

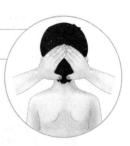

按摩穴位：**天柱**

按摩手法：**拇指压法**

按摩时间：**1~3 分钟**

按摩力度：**轻**

Step 3 ←

按摩穴位：**肩井**

按摩手法：**中指压法**

按摩时间：**1~3 分钟**

按摩力度：**重**

饮食宜忌

多食：骨头汤、牛奶、豆制品、新鲜蔬菜、钙片。

24 荨麻疹 疏风凉血，邪去疹退

荨麻疹是一种过敏性皮肤病，中医认为风、邪为主要发病因素，同时又与饮食有着密切的关系。儿童过量摄入荤腥、厚味或者肠道内有寄生虫，使得过敏食物增多，都有可能发病，主要表现为局部性水肿，并伴有瘙痒和烧灼的感觉。

刮痧取穴与刮拭顺序

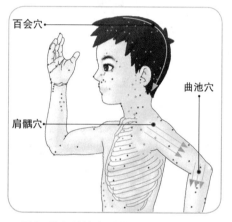

1 用角刮法刮拭头顶的百会穴，用面刮法从上往下刮拭肩髃穴至曲池穴。

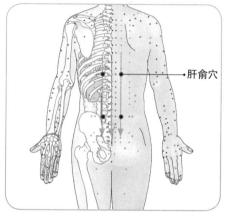

2 用面刮法刮拭脊椎部的肝俞穴。

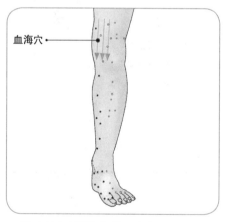

3 用面刮法刮拭腿部的血海穴。

父母刮痧

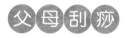

时间	运板	次数
10~15 分钟	角刮法 面刮法	20~30 次

预防荨麻疹的注意事项

家长平时要经常锻炼孩子的皮肤，降低孩子皮肤的过敏度，鼓励孩子用冷水洗脸洗手，冬天注意不要让孩子过分暖和。

按摩取穴与按摩顺序

找准穴位

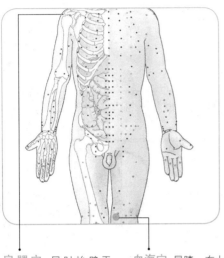
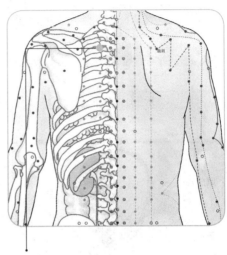

肩髃穴 屈肘抬臂平肩，在肩端关节之间有两个凹陷，其中前方的小凹陷就是穴位所在的地方

血海穴 屈膝，在大腿内侧，髌底内侧端上2寸处，当股四头肌内侧头的隆起处

风门穴 在第二胸椎棘突下，旁开1.5寸处

按摩流程

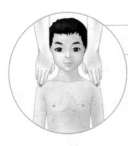

Step 1 ←

按摩穴位：**肩髃**
按摩手法：**二指压法**
按摩时间：**1~3分钟**
按摩力度：**适度**

→ Step 2

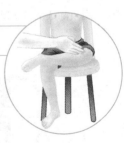

按摩穴位：**血海**
按摩手法：**拇指压法**
按摩时间：**3~5分钟**
按摩力度：**适度**

Step 3 ←

按摩穴位：**风门**
按摩手法：**中指折叠法**
按摩时间：**1~3分钟**
按摩力度：**适度**

饮食宜忌

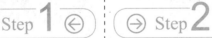

多食：海带、芝麻、黄瓜、绿豆、薏米。

25 颈椎病 疏通通道，治愈孩子的"中年病"

颈椎病又称"颈椎增生症"，是颈椎骨质的退行性、增生性改变，由于骨质增生形成了对神经、血管及周围软组织的间接或直接的压迫或刺激，从而出现了颈部酸楚疼痛、后头部疼痛、头晕等症状。穴位按摩和刮痧疗法可以起到补益肝肾、益气养血、祛风散寒除湿、活血化瘀的目的。

刮痧取穴与刮拭顺序

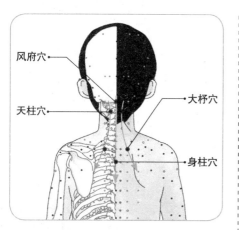

1 用面刮法从上到下刮拭风府穴至身柱穴，用角刮法刮拭颈部两侧的天柱穴至大杼穴。

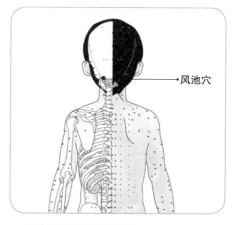

2 用单角刮法刮拭风池穴。

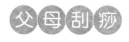

时间	运板	次数
10~15 分钟	平面按揉法 垂直按揉法 面刮法 单角刮法	20~30 次

预防劲椎病的注意事项

父母给孩子的饮食搭配要合理，以补充富含钙、蛋白质、维生素B、维生素C和维生素E的饮食为主，不要让孩子经常吃偏冷和偏热的食物，纠正孩子高枕睡眠的不良习惯，注意肩颈部的保暖。学习压力大的孩子要帮助他们定时改变头部体位，经常给孩子做肩部肌肉的运动锻炼。

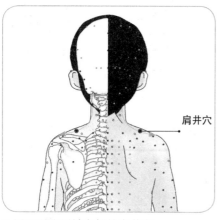

3 用面刮法刮拭肩部的肩井穴。

按摩取穴与按摩顺序

找准穴位

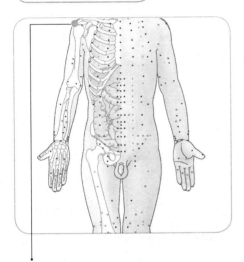

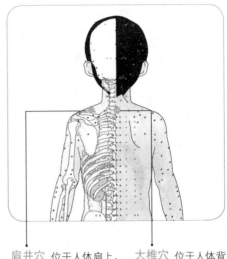

肩髃穴 屈肘抬臂平肩，在肩端关节之间有两个凹陷，其中前方的小凹陷就是穴位所在的地方

肩井穴 位于人体肩上，前直乳中，大椎与肩峰端连线的中点，即乳头正上方与肩线交接处

大椎穴 位于人体背部正中线上，第七颈椎棘突下凹陷中

按摩流程

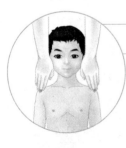

Step 1 ←

按摩穴位：**肩髃**
按摩手法：**二指压法**
按摩时间：**1~3 分钟**
按摩力度：**适度**

→ Step 2

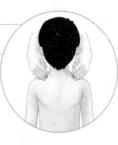

按摩穴位：**肩井**
按摩手法：**中指压法**
按摩时间：**1~3 分钟**
按摩力度：**重**

Step 3 ←

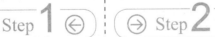

按摩穴位：**大椎**
按摩手法：**拇指压法**
按摩时间：**1~3 分钟**
按摩力度：**轻**

饮食宜忌

忌食：西瓜、葱、姜、辣椒。
宜食：蜂王浆、苦瓜、绿豆。

26 小儿湿疹 拔除湿邪治顽疾

湿疹是小儿常见皮肤病之一，主要是由于湿邪引起，以出现各种疾病的瘙痒性皮疹为特征。主要表现为皮红起疹、瘙痒不休，严重时可发展为脓包、溃疡。婴儿湿疹见于6个月内，且非母乳喂养的孩子易患此病。

刮痧取穴与刮拭顺序

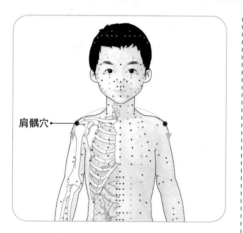

1 用角刮法刮拭肩关节上的肩髃穴。

肩髃穴

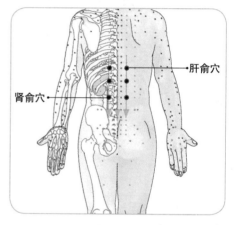

肝俞穴
肾俞穴

2 用面刮法刮拭脊椎的肝俞穴至肾俞穴。

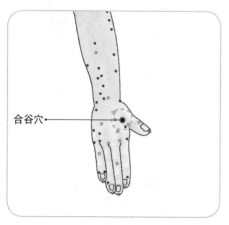

合谷穴

3 用平面按揉法按揉第一、二掌骨之间的合谷穴。

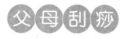

时间	运板	次数
10~15分钟	角刮法 平面按揉法 面刮法	20~30次

预防小儿湿疹的注意事项

哺乳期的妈妈最好给孩子用母乳喂养，因为喂养奶粉的儿童患湿疹的概率比较大，同时，在饮食上要多清淡少荤腥，减少孩子皮肤过敏的概率，患病期间不宜接种牛痘、卡介苗，以免发生不良反应。

按摩取穴与按摩顺序

找准穴位

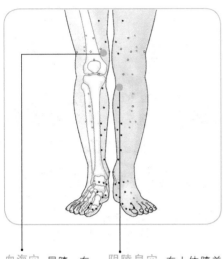

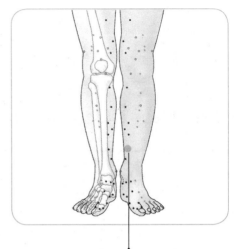

血海穴 屈膝，在大腿内侧，髌底内侧端上2寸处，当股四头肌内侧头的隆起处

阴陵泉穴 在人体膝盖斜下方，小腿内侧髁后下方凹陷处

三阴交穴 在人体小腿内侧，足内踝上缘三指宽，踝尖正上方胫骨边缘凹陷中

按摩流程

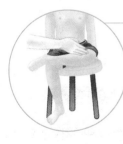

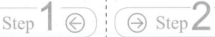
Step 1

按摩穴位：**血海**
按摩手法：**拇指压法**
按摩时间：**3~5分钟**
按摩力度：**适度**

Step 2
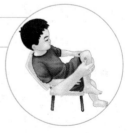

按摩穴位：**阴陵泉**
按摩手法：**拇指压法**
按摩时间：**1~3分钟**
按摩力度：**重**

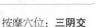
Step 3

按摩穴位：**三阴交**
按摩手法：**食指压法**
按摩时间：**1~3分钟**
按摩力度：**重**

饮食宜忌

忌食：牛奶、辛辣食品。

多食：干酵母、马铃薯、鸡肉、香蕉、核桃。

27 小儿丹毒 让"火云邪神"远离孩子

小儿丹毒是儿科当中的常见病、多发病，多因血中有热，火毒侵犯肌肤，或由于皮肤黏膜破伤染毒而发病。若兼感湿邪，郁蒸血分，经常复发，缠绵不愈。发于头面上肢者多为热毒，发于下肢者多兼湿热。主要表现为患儿身体局部红肿热痛、疮面有坏死组织，同时伴有恶寒发热、纳差、大便干燥等症状。

刮痧取穴与刮拭顺序

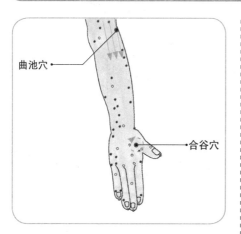

1 用面刮法刮拭前臂阳面的曲池穴，用平面按揉法按揉合谷穴。

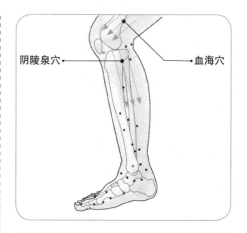

2 用面刮法从上而下刮拭腿部内侧的血海穴、阴陵泉穴。

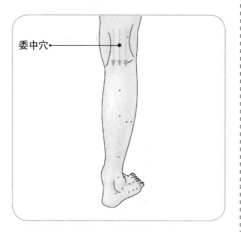

3 用面刮法刮拭小腿后侧的委中穴。

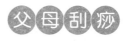

父母刮痧

时间	运板	次数
10~15分钟	平面按揉法 面刮法	20~30次

治疗小儿丹毒的饮食配方

1. 生姜9克，蜂蜜少许。将生姜焙干研成细末，与蜂蜜调匀涂擦患处。本方有祛风燥湿之功效，主治风热、湿热之邪发为丹毒。

2. 可用金黄散适量，大青叶煎水，调敷患儿患处以清热解毒、消肿止痛。

按摩取穴与按摩顺序

找准穴位

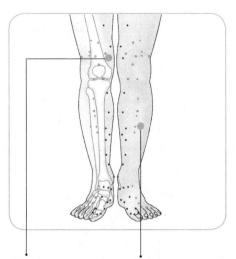

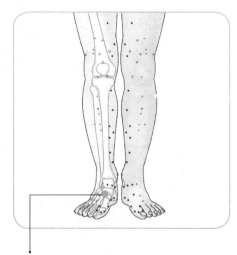

血海穴 屈膝，在大腿内侧，髌底内侧端上2寸处，当股四头肌内侧头的隆起处

丰隆穴 位于足外踝上8寸（大约在外膝眼与外踝尖的连线中点）处

太冲穴 在足背侧，第一、二趾跖骨连接部位中。用手指沿拇趾和次趾的夹缝向上移压，到能够感觉到动脉的时候就是该穴位

按摩流程

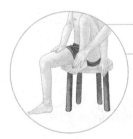

Step 1 ←

按摩穴位：**太冲**
按摩手法：**二指压法**
按摩时间：**3~5分钟**
按摩力度：**轻**

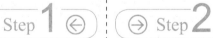

→ Step 2

按摩穴位：**血海**
按摩手法：**拇指压法**
按摩时间：**3~5分钟**
按摩力度：**适度**

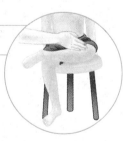

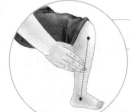

Step 3 ←

按摩穴位：**丰隆**
按摩手法：**三指压法**
按摩时间：**1~3分钟**
按摩力度：**适度**

预防小儿丹毒的注意事项

丹毒在婴幼儿时期发病迅速，死亡率高，父母应该给孩子尽早诊断、治疗。平时注意保持孩子皮肤清洁、干燥，避免损伤，更应该注意脐部和臀部的护理，以防止感染。

28 坐骨神经痛 舒筋活血，坐着说话不再腰疼

坐骨神经痛是由于坐骨神经病变沿坐骨神经经过地区发生的疼痛症状群，主要表现为坐骨神经分布地区，即腰椎部、大腿、小腿后外侧和足外侧发生的以疼痛为主的综合征状。学龄儿童常坐教室内不活动，时间一久，容易造成坐骨神经痛。

刮痧取穴与刮拭顺序

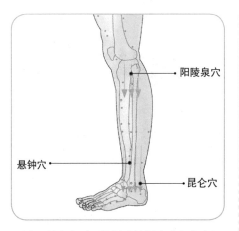

阳陵泉穴

悬钟穴

昆仑穴

1 用面刮法或平面按揉法按揉患儿腿部侧面的阳陵泉穴，然后从阳陵泉穴向下刮至悬钟穴，用平面按揉法按揉踝部的昆仑穴。

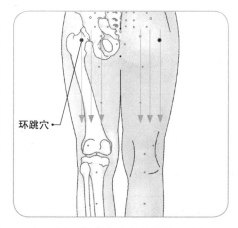

环跳穴

2 用面刮法刮拭臀部大腿外侧的环跳穴。

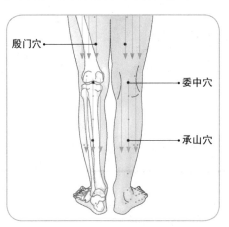

殷门穴

委中穴

承山穴

3 用面刮法从上而下刮拭殷门穴、委中穴、承山穴。

父母刮痧

时间	运板	次数
10~15 分钟	面刮法 平面按揉法	20~30 次

治疗坐骨神经痛的饮食配方

桑寄生 15 克和 1 个鸡蛋，煲熟服用。

按摩取穴与按摩顺序

找准穴位

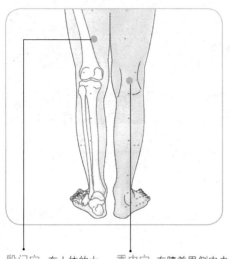
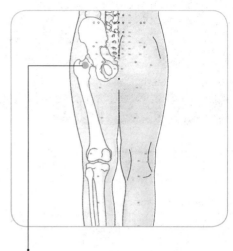

殷门穴 在人体的大腿后面，当承扶穴与委中穴的连线上，在承扶穴下6寸处

委中穴 在膝盖里侧中央

环跳穴 在人体股外侧部，侧卧屈股，股骨大转子最突点与骶骨裂孔连线的外 1/3 与中 1/3 交点处

按摩流程

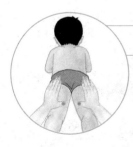

Step 1 ⬅

按摩穴位：**殷门**
按摩手法：**拇指压法**
按摩时间：**1~3 分钟**
按摩力度：**适度**

➡ Step 2

按摩穴位：**委中**
按摩手法：**食指压法**
按摩时间：**1~3 分钟**
按摩力度：**适度**

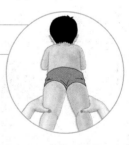

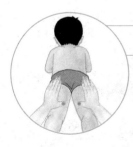

Step 3 ⬅

按摩穴位：**环跳**
按摩手法：**拇指压法**
按摩时间：**1~3 分钟**
按摩力度：**适度**

预防坐骨神经痛的注意事项

　　患有坐骨神经痛的患儿最好不要睡软床，平时要注意多做运动，要注意保暖，不要受寒受湿。

29 腓肠肌痉挛 游泳大忌，不可马虎

腓肠肌痉挛俗称"腿肚抽筋"，是由于突然受到风寒、冷水刺激或缺钙等原因而引发的小腿肚抽筋，主要表现为发作时局部疼痛难忍、腿不能伸直，常在游泳时发生，如不及时抢救，儿童常常会因溺水而死。

刮痧取穴与刮拭顺序

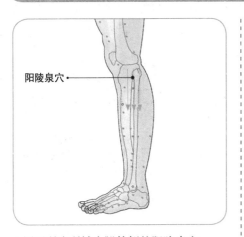

1 用面刮法刮拭小腿外侧的阳陵泉穴。

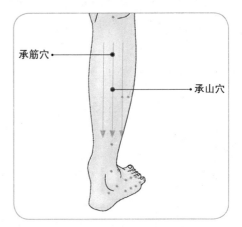

2 用面刮法刮拭小腿阴面的承筋穴、承山穴位。

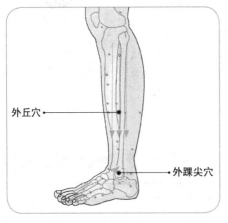

3 用面刮法刮拭小腿外侧外丘穴至外踝尖穴一带的位置。

父母刮痧

时间	运板	次数
10~15分钟	面刮法 平面按揉法	20~30次

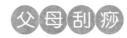

治疗腓肠肌痉挛的饮食配方

芍药甘草汤：生白芍20克，炙甘草20克同，木瓜30克，水煎服，一日一剂，分2次服用。

按摩取穴与按摩顺序

找准穴位

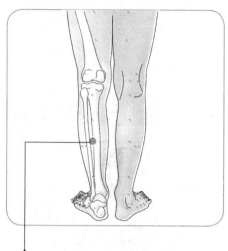

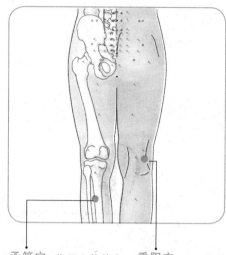

承山穴 在人体的小腿后面正中，委中穴与昆仑穴之间，当伸直小腿或足跟上提时，腓肠肌肌腹下出现的尖角凹陷处就是这个穴位

承筋穴 位于人体的小腿后面，当委中穴与承山穴的连线上，腓肠肌的肌腹中央，委中穴下5寸处

委阳穴 在人体的小腿部，横纹外侧端，当股二头肌腱内侧

按摩流程

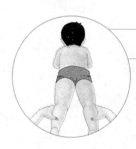

Step 1 ←

按摩穴位：**承山**
按摩手法：**拇指压法**
按摩时间：**1~3分钟**
按摩力度：**适度**

→ Step 2

按摩穴位：**承筋**
按摩手法：**拇指压法**
按摩时间：**1~3分钟**
按摩力度：**适度**

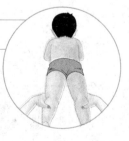

Step 3 ←

按摩穴位：**委阳**
按摩手法：**拇指压法**
按摩时间：**1~3分钟**
按摩力度：**适度**

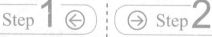

预防腓肠肌痉挛的注意事项

家长在孩子睡眠之前将适温的暖水袋放入孩子的小腿间，让热水袋促进孩子腿部的血液循环，平时多给孩子吃一些御寒的食物，经常锻炼，腿肚抽筋就会慢慢痊愈。

30 风湿性关节炎 活血化瘀，让关节不再僵硬

小儿的风湿性关节炎多以侵犯大关节为特点，并以急性者多见，主要为风湿热，严重时可发生关节肿胀、僵硬、畸形，甚至有腰酸背痛、筋脉拘急的症状，对体质虚弱、腠理不密、卫外不固的患儿影响很大，风、寒、湿邪乘虚而入，流入经络、关节，导致气血运行不畅。

刮痧取穴与刮拭顺序

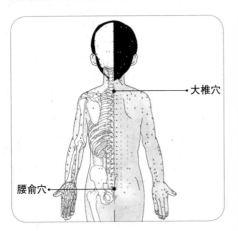

1 用面刮法刮拭督脉的大椎穴至腰俞穴。

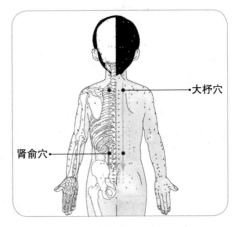

2 用面刮法刮拭膀胱经的大杼穴至肾俞穴。

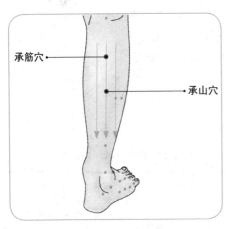

3 用面刮法刮拭患病的相关关节局部，如承筋穴、承山穴。

父母刮痧

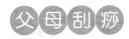

时间	运板	次数
10~15 分钟	面刮法	20~30 次

预防风湿性关节炎的注意事项

父母平时就鼓励孩子加强体育锻炼，增强小儿体质，注意营养，避免上呼吸道感染，预防风湿性关节炎。

按摩取穴与按摩顺序

找准穴位

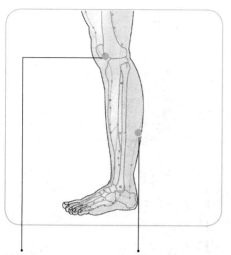

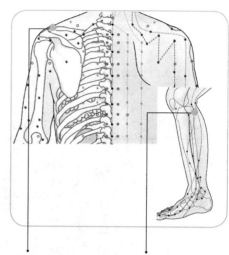

犊鼻穴 屈膝，在膝部，髌骨和髌韧带外侧的凹陷中

飞扬穴 在小腿后面，外踝后，昆仑直上7寸，承山穴外下方1寸处

巨骨穴 在肩上部，锁骨肩峰与肩胛冈之间凹陷处

膝关穴 在小腿内侧胫骨内上踝后下方，腓肠肌内侧头的上部

按摩流程

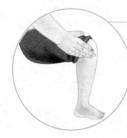

Step 1 ←

按摩穴位：**犊鼻**
按摩手法：**食指压法**
按摩时间：**1~3分钟**
按摩力度：**适度**

→ Step 2

按摩穴位：**飞扬**
按摩手法：**二指压法**
按摩时间：**1~3分钟**
按摩力度：**适度**

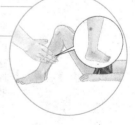

Step 3 ←

按摩穴位：**膝关**
按摩手法：**二指压法**
按摩时间：**1~3分钟**
按摩力度：**适度**

→ Step 4

按摩穴位：**巨骨**
按摩手法：**中指压法**
按摩时间：**1~3分钟**
按摩力度：**重**

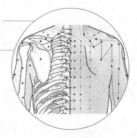

第七章 挖掘人体五脏六腑的健康源泉

——小儿脏腑疾病的治疗法

通过简单的胸腹部按摩手法，父母以按摩、刮痧的方式直接作用于人体五脏六腑，增强人体正气，促进排毒，既有利于整个人体的康复，也有利于治愈脏腑疾病。

小儿的消化系统非常薄弱，同时各部分器官都处于生长发育阶段，因此父母不仅要在饮食上注意儿童的健康，日常的按摩护理也是非常必要的。

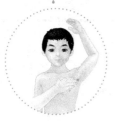

本章看点

31 贫血 养生先养血，进补先补铁

贫血是小儿当中常见的病症，引起贫血的原因较为复杂，缺铁、铅中毒、饮食过于精细等情况都有可能造成贫血。此处所指"贫血"为"营养性缺铁性贫血"，通过按摩和刮痧，并在饮食上多加注意，治愈率较高。小儿贫血在早期常常被家长忽视，等到确诊，贫血程度已经很重。家长通过刮痧和按摩的方式，一般2~3个月内可以初见疗效。

刮痧取穴与刮拭顺序

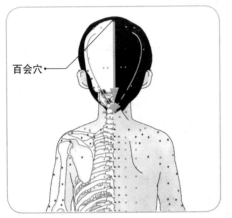

1 用单角刮法刮拭整个头部，并重点刮拭头顶部百会穴。

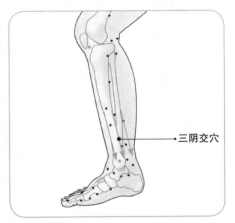

2 用面刮法刮拭内踝上方三阴交穴。

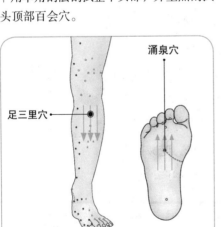

3 用面刮法按揉小腿正前方的足三里穴。
4 用面刮法刮拭脚底部、弯曲五趾时凹下部位的涌泉穴。

父母刮痧

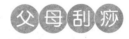

时间	运板	次数
10~15 分钟	单角刮法 面刮法	20~30 次

治疗贫血的饮食配方

龙眼枸杞粥：将龙眼肉、枸杞子、血糯米各15克分别洗净，同入锅，加水适量，大火煮沸后改小火煨煮，至米烂汤稠即可，每日1剂，分早、晚2次吃完，经常食用有效。

按摩取穴与按摩顺序

找准穴位

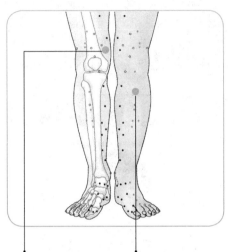

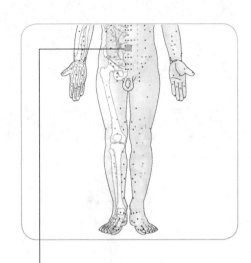

血海穴 屈膝，在大腿内侧，髌底内侧端上2寸处，当股四头肌内侧头的隆起处

足三里穴 位于小腿前外侧，当犊鼻穴下3寸，距胫骨前嵴一横指（中指）处

气海穴 在人体下腹部，前正中线上，当脐中下1.5寸

按摩流程

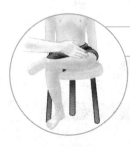

Step 1 ←

按摩穴位：**血海**
按摩手法：**拇指压法**
按摩时间：**3~5分钟**
按摩力度：**适度**

→ Step 2

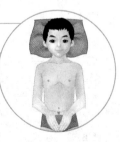

按摩穴位：**气海**
按摩手法：**拇指压法**
按摩时间：**1~3分钟**
按摩力度：**轻**

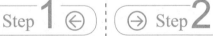

Step 3 ←

按摩穴位：**足三里**
按摩手法：**中指折叠法**
按摩时间：**1~3分钟**
按摩力度：**重**

饮食宜忌

多食：海洋鱼类、动物肝脏、动物血类、绿叶蔬菜类，木耳、蘑菇。

32 心悸 安神定气不心慌

小儿心悸主要是指患儿感觉到心中悸动，不能控制，心跳加快变强，常与风湿性心脏病、贫血、心脏神经官能症等病症伴随出现。

刮痧取穴与刮拭顺序

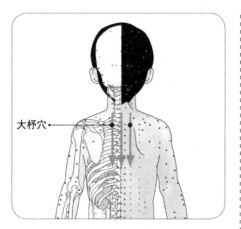

1 用面刮法刮拭脊椎及肩胛部位，重点刮拭大杼穴。

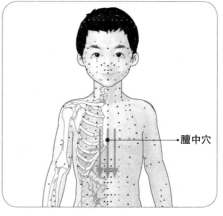

2 用单角刮法，从上而下刮拭前胸膻中穴。

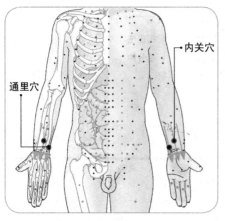

3 用面刮法由上到下刮拭内关穴、通里穴。

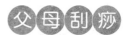
父母刮痧

时间	运板	次数
10~15 分钟	面刮法 单角刮法	20~30 次

治疗心悸的饮食配方

1. 红枣粥：红枣煮粥，早晚空腹吃。
2. 百合粥：百合、莲子、薏米各适量，同煮粥，加冰糖或白糖调味食用。

按摩取穴与按摩顺序

找准穴位

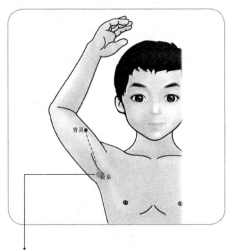

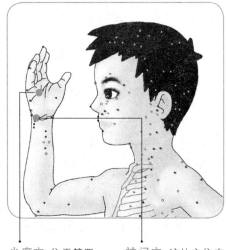

极泉穴 位于人体的两腋窝正中，在腋窝下的两条经脉之间，腋动脉的搏动之处

少府穴 位于第四、第五掌骨之间，屈指握拳时，小指尖处

神门穴 该处穴位在手腕关节的手掌一侧，尺侧腕屈肌腱的桡侧凹陷处

按摩流程

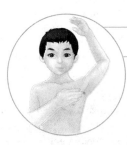

Step 1

按摩穴位：**极泉**
按摩手法：**中指折叠法**
按摩时间：**1~3 分钟**
按摩力度：**适度**

Step 2

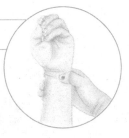

按摩穴位：**神门**
按摩手法：**拇指压法**
按摩时间：**3~5 分钟**
按摩力度：**适度**

Step 3

按摩穴位：**少府**
按摩手法：**拇指压法**
按摩时间：**3~5 分钟**
按摩力度：**适度**

饮食宜忌

忌食：桂皮、胡椒、蚌肉、萝卜缨。
宜食：红枣、百合、莲子。

33 腹痛 多管齐下，保持肠道微生态平衡

孩子出现腹痛的原因很多，涉及的病种范围广，内科、外科都可导致腹痛，多是由腹部组织和腹腔脏器器质性病变或功能紊乱所致。腹痛的症状主要表现为腹部疼痛，并伴有初期的烦躁不安、面容痛苦、倦怠，呼吸加快，严重者会出现发热、呕吐的现象，可见于儿童任何年龄与季节。

刮痧取穴与刮拭顺序

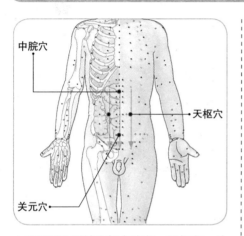

1 用面刮法刮拭腹部中脘穴、天枢穴、关元穴。

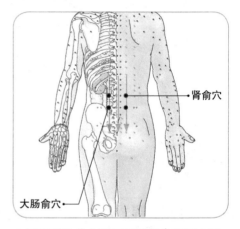

2 用面刮法从上到下刮拭肾俞穴至大肠俞穴。

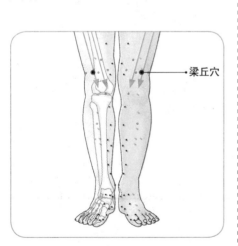

3 用面刮法刮拭腿部梁丘穴。

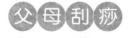

时间	运板	次数
10~15分钟	面刮法	20~30次

治疗腹痛的饮食配方

葱白粥：葱白5克、粳米50克，将粳米洗净后与葱白一同放入锅中，加适量清水煮成粥即可。本方具有调中和胃的作用，主治小儿腹痛。

按摩取穴与按摩顺序

找准穴位

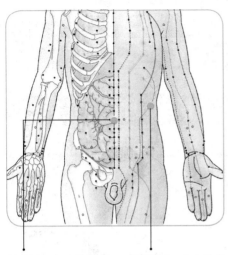

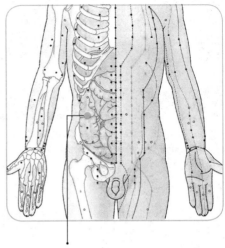

神阙穴 在人体的腹中部，肚脐中央

章门穴 在人体的侧腹部，当第 11 肋游离端的下方

大横穴 在人体的腹中部，距脐中 4 寸

按摩流程

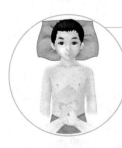

Step 1 ⊙

按摩穴位：**神阙**
按摩手法：**全手压法**
按摩时间：**1~3 分钟**
按摩力度：**轻**

⊙ Step 2

按摩穴位：**章门**
按摩手法：**拇指压法**
按摩时间：**1~3 分钟**
按摩力度：**轻**

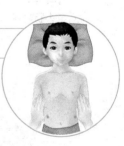

Step 3 ⊙

按摩穴位：**大横**
按摩手法：**中指折叠法**
按摩时间：**1~3 分钟**
按摩力度：**适度**

饮食宜忌

忌食：芹菜、肥肉、各种油炸食品。
宜食：山药、莲子、米仁。

34 腹胀 化积消食，顺气顺心

腹胀是由胃肠道内积存了过量的气体所致，主要表现为腹胀和腹部气体滞留两种现象。当胃肠积气过多时，患者可感到腹部不适，表现为嗳气、腹胀、肠鸣亢进，有时会腹痛。

刮痧取穴与刮拭顺序

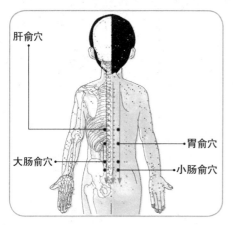

1 用面刮法刮拭太阴经肝俞穴至胃俞穴段和大肠俞穴至小肠俞穴。

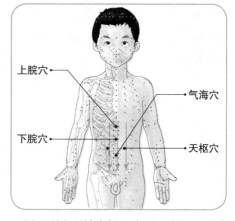

2 用面刮法刮拭腹部上脘至下脘段，用同样方法刮拭气海穴、天枢穴。

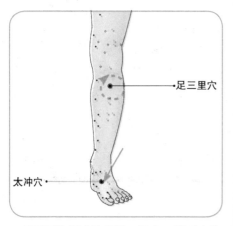

3 用平面按揉法按揉足三里穴，用垂直按揉法按揉太冲穴。

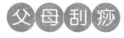

父母刮痧

时间	运板	次数
10~15 分钟	面刮法 平面按揉法 垂直按揉法	20~30 次

治疗腹胀的饮食配方

夏朴蜜汁：半夏 6 克，厚朴 6 克，蜂蜜适量。将半夏、厚朴煎取药汁，然后加入蜂蜜和开水饮用，日服 1 次。

按摩取穴与按摩顺序

找准穴位

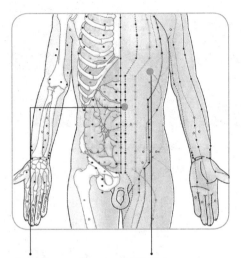
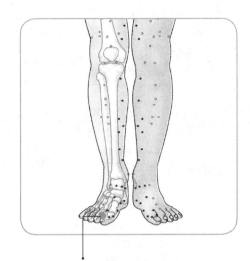

商曲穴 在人体
的上腹部，当脐
中上2寸，前正
中线旁开0.5寸

期门穴 在人体的
胸部，乳头直下，
与巨阙穴齐平

大敦穴 在人体足部，
大趾（靠第二趾一侧）
甲根边缘约2毫米处

按摩流程

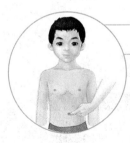

Step **1** ←

按摩穴位：**商曲**
按摩手法：**中指折压法**
按摩时间：**1~3分钟**
按摩力度：**轻**

→ Step **2**

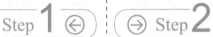

按摩穴位：**大敦**
按摩手法：**拇指压法**
按摩时间：**3~5分钟**
按摩力度：**重**

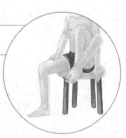

Step **3** ←

按摩穴位：**期门**
按摩手法：**拇指压法**
按摩时间：**3~5分钟**
按摩力度：**轻**

饮食宜忌

忌食：花生、蚕豆、羊肉。
多食：流质食物、鸡蛋羹。

35 痢疾 保护孩子肠胃不受病毒侵袭

痢疾多是由于患儿饮食不洁，病从口入，肠胃因着凉、疲劳、饥饿等病症而引发的一种肠道性传染病，一般发于夏秋两季，主要表现为突然发热、腹痛腹泻、里急后重、带脓血粘液的大便，对 10 岁以下的小孩危害尤大。

刮痧取穴与刮拭顺序

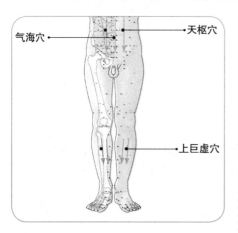

气海穴 ← → 天枢穴
上巨虚穴

1 用面刮法刮拭腹部气海穴、天枢穴。
2 用面刮法刮拭小腿正前方的上巨虚穴。

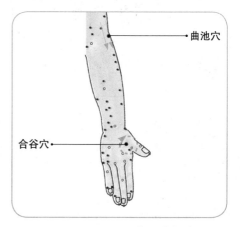

曲池穴
合谷穴

3 若患儿伴有发热症状可刮拭前臂阳面曲池穴、合谷穴。

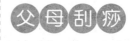

父母刮痧

时间	运板	次数
10~15 分钟	面刮法	20~30 次

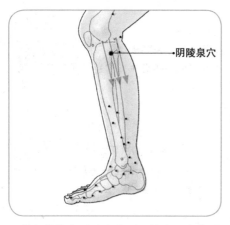

阴陵泉穴

4 若患儿伴有湿重症状可刮拭小腿内侧阴陵泉穴。

治疗痢疾的饮食配方

萝卜姜汁：萝卜汁 60 克，姜汁 15 克，蜜糖 30 克，浓茶 1 杯，和匀蒸熟服，每日 2 次。

按摩取穴与按摩顺序

找准穴位

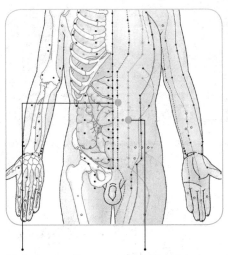

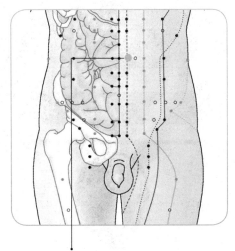

商曲穴 在人体的上腹部,当脐中上2寸,前正中线旁开0.5寸

天枢穴 在中腹部,肚脐左右两侧三指宽处

肓俞穴 在人体腹中部,当脐中旁开0.5寸处

按摩流程

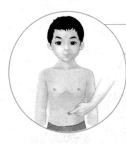

Step 1 ⬅

按摩穴位:**商曲**
按摩手法:**中指折压法**
按摩时间:**1~3分钟**
按摩力度:**轻**

➡ Step 2

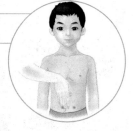

按摩穴位:**天枢**
按摩手法:**三指压法**
按摩时间:**1~3分钟**
按摩力度:**适度**

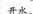

Step 3 ⬅

按摩穴位:**肓俞**
按摩手法:**中指折压法**
按摩时间:**1~3分钟**
按摩力度:**重**

饮食宜忌

忌食:油腻、荤腥、生冷、干硬食物,牛奶、鸡蛋、蔗糖。

多食:米汤、藕粉、菜汤、果汁水、盐开水。

36 脱肛 控制好宝宝排便的关卡

脱肛是指肛管、直肠外翻而脱垂于肛门外，又称"肛门直肠脱垂"，一般发生在1~3岁的儿童身上。若是病情不严重，可采用大便脱出后用手轻轻送回肛门的保守方法，若是发病为腹泻、便秘、百日咳、营养不良者，需积极治疗原发病，原发病治愈后，脱肛现象自然治愈。

刮痧取穴与刮拭顺序

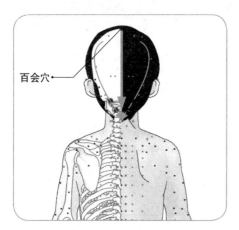

1 用单角刮法刮拭头顶部百会穴。

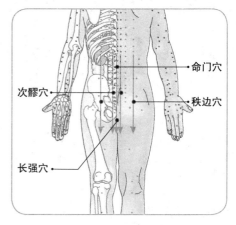

2 用面刮法刮拭腰、骶部的命门穴、次髎穴、秩边穴、长强穴。

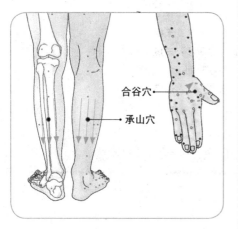

3 用面刮法刮拭小腿后侧承山穴，用平面按揉法按揉第一、二掌骨间的合谷穴。

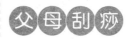

时间	运板	次数
10~15分钟	面刮法 单角刮法 平面按揉法	20~30次

治疗脱肛的饮食配方

米粥：大米、小米各60克，加水煮至半熟，并加豆浆500克，搅拌煮熟可食用。

按摩取穴与按摩顺序

找准穴位

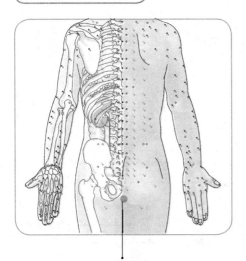

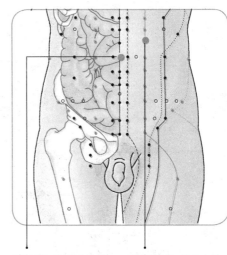

长强穴 在人体的尾骨端下，当尾骨端与肛门连线的中点处

神阙穴 位于人体头部，在头顶正中线与两耳尖端连线的交点处

滑肉门穴 位于人体上腹部，在肚脐上方1寸处，距前正中线2寸

按摩流程

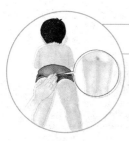

Step 1 ←

按摩穴位：**长强**

按摩手法：**二指压法**

按摩时间：**1~3分钟**

按摩力度：**轻**

→ Step 2

按摩穴位：**神阙**

按摩手法：**全手压法**

按摩时间：**1~3分钟**

按摩力度：**轻**

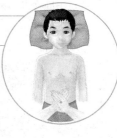

Step 3 ←

按摩穴位：**滑肉门**

按摩手法：**三指压法**

按摩时间：**1~3分钟**

按摩力度：**重**

饮食宜忌

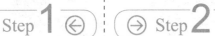

忌食：辛辣、生冷、油腻食品。

37 阑尾炎 盲肠之痛不可忽视

阑尾炎可分为急性阑尾炎和慢性阑尾炎两种。急性阑尾炎的特点是突然出现疼痛，并伴有发热、恶心、呕吐等症状，严重时可发生穿孔，形成腹膜炎。慢性阑尾炎缺乏典型的表现症状，多是由于急性阑尾炎发作之后，因为管腔狭窄或闭合，周围粘连，使阑尾运动功能失常或压迫阑尾壁神经末梢等引起腹痛。

刮痧取穴与刮拭顺序

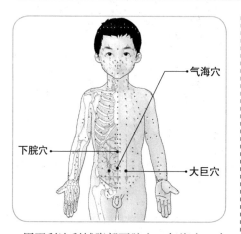

1 用面刮法刮拭腹部下脘穴、气海穴、大巨穴位；用同样方法刮拭腰部大肠俞穴。

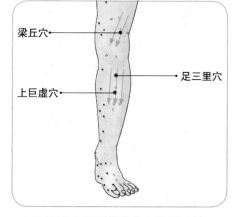

2 用面刮法刮拭腿部膝盖上方梁丘穴。

3 用面刮法刮拭小腿正前方足三里穴、上巨虚穴。

父母刮痧

时间	运板	次数
10~15分钟	面刮法	20~30次

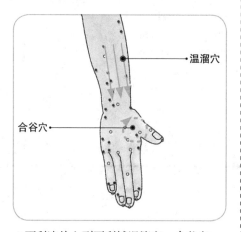

4 面刮法从上到下刮拭温溜穴、合谷穴。

治疗阑尾炎的饮食配方

芹菜瓜仁汤：芹菜30克，冬瓜仁20克，藕节20克，野菊花30克，水煎，每日分两次服。

按摩取穴与按摩顺序

找准穴位

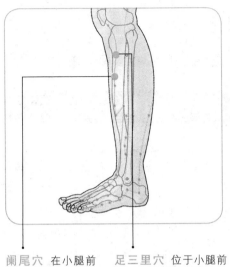

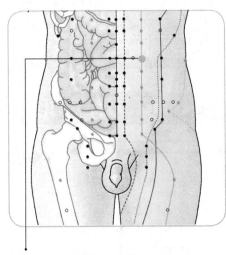

阑尾穴 在小腿前侧上部，胫骨前缘旁开1横指

足三里穴 位于小腿前外侧，当犊鼻穴下3寸，距胫骨前嵴一横指（中指）处

天枢穴 在中腹部，肚脐左右两侧三指宽处

按摩流程

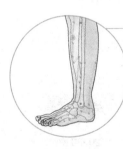

Step 1 ⬅

按摩穴位：**阑尾**
按摩手法：**中指折叠法**
按摩时间：**1~3分钟**
按摩力度：**重**

➡ Step 2

按摩穴位：**天枢**
按摩手法：**三指压法**
按摩时间：**1~3分钟**
按摩力度：**适度**

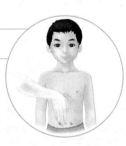

Step 3 ⬅

按摩穴位：**足三里**
按摩手法：**中指折叠法**
按摩时间：**1~3分钟**
按摩力度：**重**

饮食宜忌

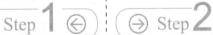

忌食：羊肉、芹菜、黄豆、火腿、白菜、韭菜。

多食：汤类食物、藕粉、牛奶、鸡蛋羹。

38 小儿便秘 便便通畅，心情舒畅

小儿便秘对患儿的生长发育影响较大，主要表现为大便干结，干燥难解，且伴有腹痛、腹胀等现象。小儿便秘可分为功能性便秘，多由进食过少、食物中纤维过少等饮食因素引起；习惯性便秘多由于经常控制排便而产生；器质性病变所致的便秘多由于直肠或其他全身疾病所导致。

刮痧取穴与刮拭顺序

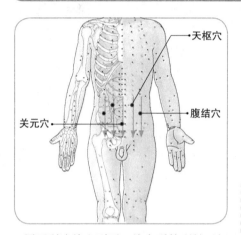

1 用面刮法从上到下，从内到外刮拭天枢穴、腹结穴、关元穴处。

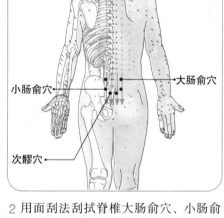

2 用面刮法刮拭脊椎大肠俞穴、小肠俞穴、次髎穴。

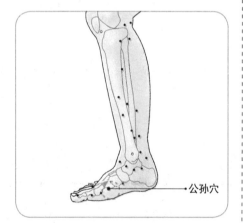

3 用平面按揉法按揉足部公孙穴。

父母刮痧

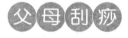

时间	运板	次数
10~15分钟	角刮法 平面按揉法 面刮法	20~30次

治疗小儿便秘的饮食配方

1. 蜂蜜汁：蜂蜜30~60克，芝麻油10克，开水冲服，早晚各1次。

2. 杏仁羹：杏仁10~20克，山药50克，胡桃肉20克，蜂蜜适量。将前三味洗净去皮打碎和匀，加蜂蜜，加水适量煮沸，频服。

按摩取穴与按摩顺序

找准穴位

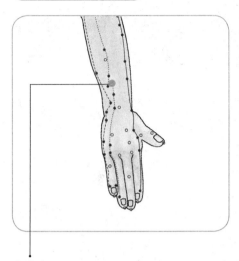

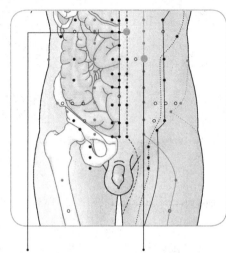

支沟穴 位于人体的前臂背侧，腕背横纹上 3 寸，尺骨与桡骨之间

商曲穴 在人体的上腹部，当脐中上 2 寸，前正中线旁开 0.5 寸

天枢穴 在中腹部，肚脐左右两侧三指宽处

按摩流程

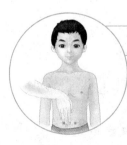

Step 1 ←

按摩穴位：**天枢**
按摩手法：**三指压法**
按摩时间：**1~3 分钟**
按摩力度：**适度**

→ Step 2

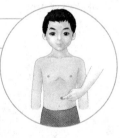

按摩穴位：**商曲**
按摩手法：**中指折压法**
按摩时间：**1~3 分钟**
按摩力度：**轻**

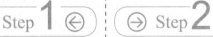

Step 3 ←

按摩穴位：**支沟**
按摩手法：**中指折叠法**
按摩时间：**1~3 分钟**
按摩力度：**重**

饮食宜忌

忌食：肉类，辛辣、油腻食品。

多食：蜂蜜、香蕉、苹果、含纤维素多的青菜。

39 小儿呃逆 止呃降逆，让孩子不打嗝

小儿呃逆是以气逆上冲，喉间呃声连连，声短而频，人的意识不能控制。此症持续发作或偶尔发作，现代医学称之为"膈肌痉挛"，认为是有某种刺激引起膈神经过度兴奋所致。小儿呃逆常常是由饮食不当引起胃中的连锁反应造成的。

刮痧取穴与刮拭顺序

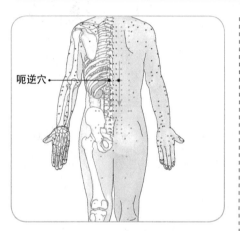

1 用面刮法刮拭胸椎 7~8 棘突间旁开 1 寸处的经外穴呃逆穴。

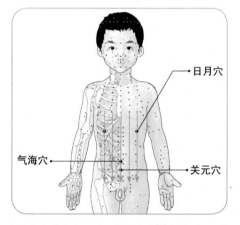

2 用面刮法由上向下刮拭脊椎气海穴、关元穴和前胸日月穴。

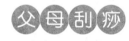

父母刮痧

时间	运板	次数
10~15 分钟	面刮法 平面按揉法	20~30 次

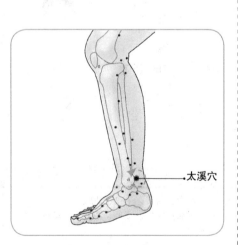

3 用平面按揉法按揉与踝尖平齐的太溪穴。

治疗小儿呃逆的饮食配方

雪梨汤：雪梨一个（约150克），红糖50克。将雪梨洗净，连皮切碎，去核、籽。锅置火上，放入清水、梨，用文火煎沸30分钟，捞出梨块不用，加入红糖稍煮，至糖全部溶化时，即可饮用。酸甜可口，略黏稠不涩，可每晚饮用，数日见效。

按摩取穴与按摩顺序

找准穴位

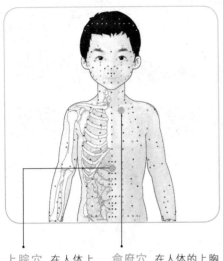
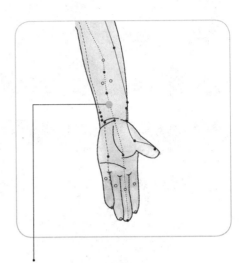

上脘穴 在人体上腹部，前正中线上，当脐中上4寸

俞府穴 在人体的上胸部位，人体正面正中线左右三指宽处，锁骨正下方

内关穴 在人体的前臂掌侧，从近手腕的横皱纹的中央，往上大约三指宽的中央部位

按摩流程

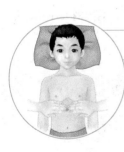

Step 1 ⬅

按摩穴位：**上脘**
按摩手法：**中指压法**
按摩时间：**1~3分钟**
按摩力度：**重**

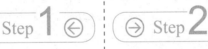

➡ Step 2

按摩穴位：**俞府**
按摩手法：**拇指压法**
按摩时间：**3~5分钟**
按摩力度：**重**

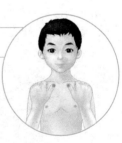

Step 3 ⬅

按摩穴位：**内关**
按摩手法：**拇指压法**
按摩时间：**1~3分钟**
按摩力度：**重**

饮食宜忌

忌食：冷饮，辛辣、酸性食物。

小儿疝气 关系孩子未来发育的重大疾患

　　小儿疝气俗称"脱肠"，主要症状为腹股沟处有肿块，由腹腔内的器官脱出到疝气袋所形成，在患儿哭闹或剧烈运动、大便干结时会显现出来，脱出的器官以小肠居多，并伴有腹痛、恶心、呕吐、发烧等症状。疝气一般是在孩子出生之后很快发生，发病急，若不及时处理很容易有生命危险。父母平时要注意观察孩子的生活情况，一旦发现异常要尽快治疗。

刮痧取穴与刮拭顺序

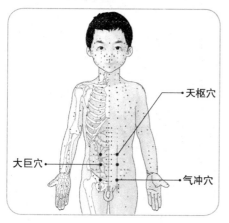

1 用面刮法刮拭腹部足阳明胃经的天枢穴、大巨穴、气冲穴。

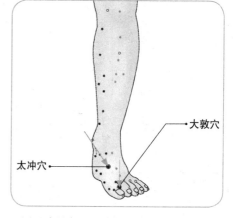

2 用垂直按揉法按揉足背上的太冲穴和大敦穴。

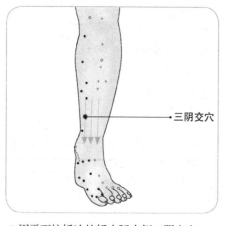

3 用平面按揉法按揉小腿内侧三阴交穴。

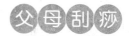

父母刮痧

时间	运板	次数
10~15分钟	面刮法 垂直按揉法	20~30次

饮食宜忌

忌食：生冷食物、蚕豆、花生。
多食：流质食物、茄子、无花果、刀豆、丝瓜。

按摩取穴与按摩顺序

找准穴位

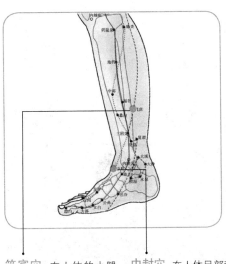

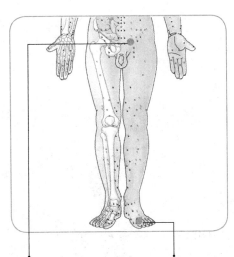

筑宾穴 在人体的小腿内侧，当太溪穴和阴谷穴的连线上，太溪穴上5寸处，腓肠肌肌腹的内下方

中封穴 在人体足部背侧，当足内踝前，胫骨前肌腱内侧凹陷处

气冲穴 在人体的腹股沟上方一点，即大腿根里侧，当脐中下约5寸处，距前正中线2寸，穴位下边有一根跳动的动脉，即腹股沟动脉

大敦穴 在人体足部，大趾（靠第二趾一侧）甲根边缘约2毫米处

按摩流程

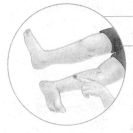

Step 1 ⟵

按摩穴位：**筑宾**
按摩手法：**中指折压法**
按摩时间：**1~3分钟**
按摩力度：**重**

→ Step 2

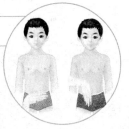

按摩穴位：**气冲**
按摩手法：**食指压法**
按摩时间：**3~5分钟**
按摩力度：**适度**

Step 3 ⟵

按摩穴位：**大敦**
按摩手法：**拇指压法**
按摩时间：**3~5分钟**
按摩力度：**重**

→ Step 4

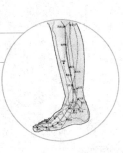

按摩穴位：**中封**
按摩手法：**二指压法**
按摩时间：**3~5分钟**
按摩力度：**轻**

41 小儿吐乳 让宝宝尽情享受乳汁的滋养

新生儿偶尔吐乳，且吐量不多，为正常现象，家长不必担心，但如果患儿呕吐不止，且喂乳即吐，则为病态，主要是由于患儿在胎内寒热偏盛，或产时外伤所致。

刮痧取穴与刮拭顺序

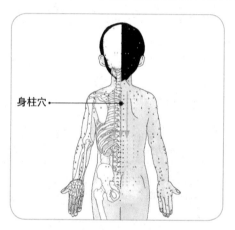

身柱穴

1 用面刮法刮拭脊背部的身柱穴。

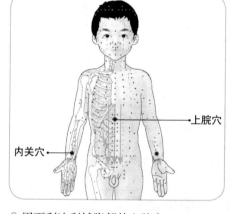

上脘穴

内关穴

2 用面刮法刮拭腹部的上脘穴。
3 用面刮法刮拭患儿手臂阴面的内关穴。

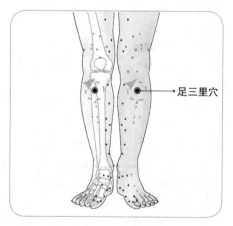

足三里穴

4 用平面按揉法按揉小腿正前方的足三里穴。

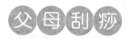

父母刮痧

时间	运板	次数
10~15分钟	面刮法 平面按揉法	20~30次

治疗小儿吐乳的饮食配方

1. 老生姜一节，丁香1粒。生姜挖1孔，放入丁香，用文火水煮煎服。
2. 老生姜36克，陈米适量。将老生姜煨熟去皮研烂，同陈米共煮粥，缓缓喂服。

按摩取穴与按摩顺序

找准穴位

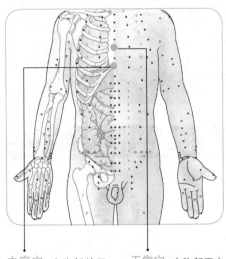

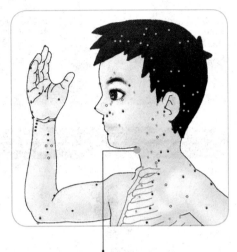

中庭穴 在胸部前正中线上平第5肋间，即胸剑结合部

玉堂穴 在胸部正中线上平第3肋间

廉泉穴 在人体的颈部，当前正中线上，结喉上方，舌骨上缘凹陷处

按摩流程

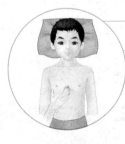

Step **1** ←

按摩穴位：**中庭**
按摩手法：**中指压法**
按摩时间：**1~3分钟**
按摩力度：**重**

→ Step **2**

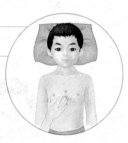

按摩穴位：**玉堂**
按摩手法：**中指压法**
按摩时间：**1~3分钟**
按摩力度：**重**

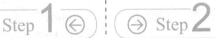

Step **3** ←

按摩穴位：**廉泉**
按摩手法：**拇指压法**
按摩时间：**1~3分钟**
按摩力度：**轻**

治疗小儿吐乳的注意事项

治疗小儿吐乳期间，应看患儿是否有其它伴发病症，如发热、口腔溃疡等，如果有则需暂停治疗。

42 支气管炎 杜绝孩子成为"老慢支"

支气管炎在小儿时期很常见，一年四季都可发病，在冬春季节的时候达到高峰。发病过程伴随鼻塞、流涕、咳嗽、发热等症状。大都继发于上呼吸道感染之后。在发病开始时，先有上呼吸道感染的症状，如鼻塞、流涕。同时，婴幼儿时期，有一种特殊类型的支气管炎，称喘息型支气管炎，多见于2岁以下虚胖小儿，往往有湿疹及过敏病史，若治疗不及时往往发展成为支气管哮喘，家长应该特别注意。

刮痧取穴与刮拭顺序

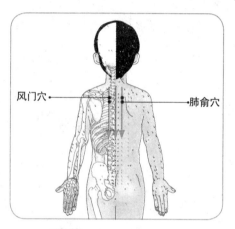

风门穴
肺俞穴

1 用面刮法刮拭脊背部风门穴、肺俞穴。

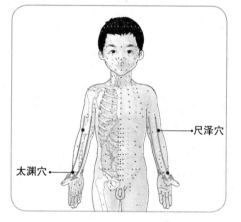

尺泽穴
太渊穴

2 用面刮法从上向下分别刮拭上肢的尺泽穴、太渊穴。

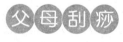
父母刮痧

时间	运板	次数
10~15分钟	面刮法	20~30次

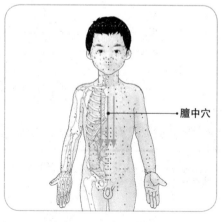

膻中穴

3 用面刮法刮拭乳头中间的膻中穴。

治疗支气管炎的饮食配方

木瓜腌黄糖：木瓜去籽后切成片，用黄糖腌制，每次吃一两片木瓜，或者过一两个月出来木瓜汁之后，用温水泡着喝，效果也很好。

按摩取穴与按摩顺序

找准穴位

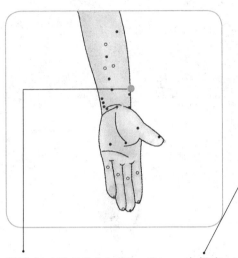
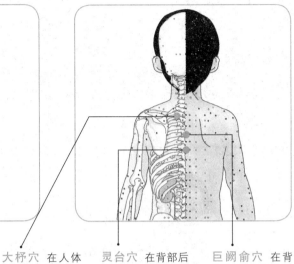

列缺穴 在桡骨茎突的上方，腕横纹上 1.5 寸处，即左右两手虎口相互交叉时，当一手的食指压在另一手腕后桡骨茎突上之小凹窝处，约距腕关节 1.5 寸处

大杼穴 在人体背部，当第一胸椎棘突下，旁开 1.5 寸

灵台穴 在背部后正中线上第 6 胸椎棘突下凹陷处

巨阙俞穴 在背部当第 4 胸椎棘突下凹陷处

按摩流程

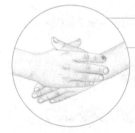

Step 1 ⇐

按摩穴位：**列缺**
按摩手法：**拇指压法**
按摩时间：**1~3 分钟**
按摩力度：**轻**

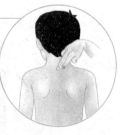

⇒ Step 2

按摩穴位：**大杼**
按摩手法：**中指折叠法**
按摩时间：**1~3 分钟**
按摩力度：**适度**

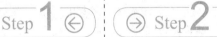

Step 3 ⇐

按摩穴位：**灵台**
按摩手法：**中指折叠法**
按摩时间：**1~3 分钟**
按摩力度：**适度**

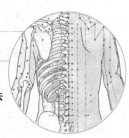

⇒ Step 4

按摩穴位：**巨阙俞**
按摩手法：**中指折叠法**
按摩时间：**1~3 分钟**
按摩力度：**适度**

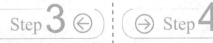
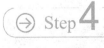

43 小儿气喘 别让孩子喘气大如牛

儿童气喘的发病常与外部环境的变化有关，另外，家庭病史对患儿的影响也很大。预防小儿气喘，父母要做好前期保护工作，尽量避免环境引发的病症，须特别留意患儿是否有呼吸衰竭的征兆，例如嘴唇发紫、用力呼吸但胸部起伏小、呼吸音微弱、急躁不安、意识改变等缺氧现象，遇到这种紧急的状况，应该尽快就医，安排住院检查治疗。在平时的日常生活中，父母可以通过按摩和刮痧来预防孩子气喘的发生，具有很好的效果。

刮痧取穴与刮拭顺序

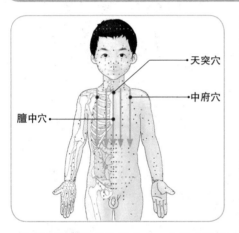

1 用角刮法刮拭前胸天突穴、中府穴至膻中穴一带，由上到下，由内向外。

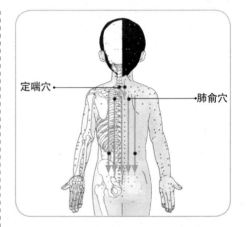

2 用面刮法刮拭背部脊椎定喘至肺俞穴处。

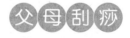
父母刮痧

时间	运板	次数
10~15 分钟	面刮法 角刮法	20~30 次

预防小儿气喘的注意事项

避免使用地毯、毛棉质品，尽量不饲养猫、狗、鸟等小动物，父母不要在家中吸烟，家中要经常打扫卫生，同时要注意控制室内湿度。

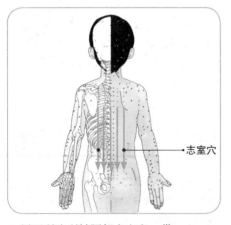

3 用面刮法刮拭腰部志室穴一带。

按摩取穴与按摩顺序

找准穴位

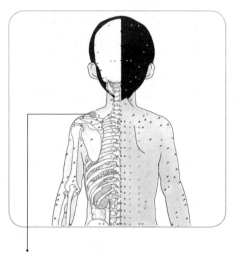

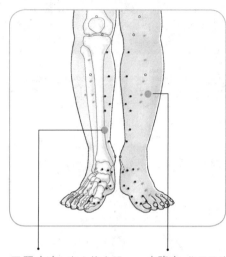

肩井穴 位于人体肩上，前直乳中，大椎与肩峰端连线的中点，即乳头正上方与肩线交接处

三阴交穴 在人体小腿内侧，足内踝上缘三指宽，踝尖正上方胫骨边缘凹陷中

丰隆穴 位于足外踝上 8 寸 (大约在外膝眼与外踝尖的连线中点) 处

按摩流程

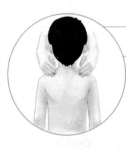

Step 1 ⟲

按摩穴位：**肩井**
按摩手法：**中指压法**
按摩时间：**1~3 分钟**
按摩力度：**重**

⟳ Step 2

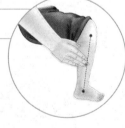

按摩穴位：**丰隆**
按摩手法：**三指压法**
按摩时间：**1~3 分钟**
按摩力度：**适度**

Step 3 ⟲

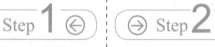

按摩穴位：**三阴交**
按摩手法：**拇指压法**
按摩时间：**1~3 分钟**
按摩力度：**适度**

饮食宜忌

忌食：鱼虾等海鲜、盐、肉类。
多食：豆类及豆制品、苹果、蔬菜。

44 急性肠胃炎 消炎止痛，暖胃暖心

> 急性肠胃炎是在患儿胃肠黏膜发病的急性炎症，多是由于饮食不当、暴饮暴食或食物变质等原因引起，多发于夏秋两季。孩子对食物质量没有辨别能力，因此在无人看管的情况下，很容易因吃不洁的食物引起急性肠胃炎。

刮痧取穴与刮拭顺序

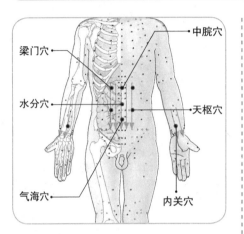

中脘穴
梁门穴
水分穴
天枢穴
气海穴
内关穴

1 用面刮法刮拭腹部中脘穴、水分穴、梁门穴、天枢穴、气海穴。
2 用面刮法刮拭前臂阴面内关穴。

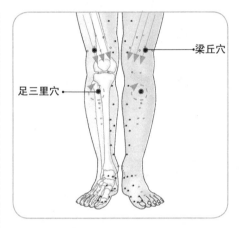

梁丘穴
足三里穴

3 用平面按揉法按揉腿部足三里穴，用面刮法刮拭梁丘穴。

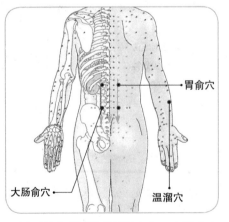

胃俞穴
大肠俞穴
温溜穴

4 用面刮法刮拭脊背部胃俞穴、大肠俞穴，用同样方法刮拭前臂阳面温溜穴。

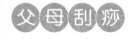

父母刮痧

时间	运板	次数
10~15 分钟	面刮法 平面按揉法	20~30 次

治疗急性肠胃炎的饮食配方

将鲜松叶 400 克捣烂，与水两碗半煎浓汁，分两次服，一小时服一次。

按摩取穴与按摩顺序

找准穴位

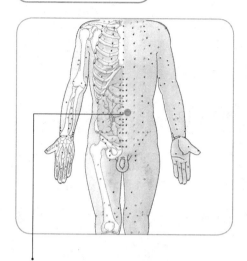

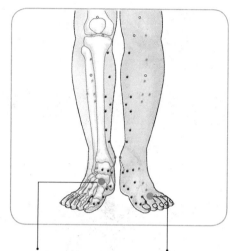

肓俞穴 在人体腹中部，当脐中旁开 0.5 寸处。

太冲穴 在足背侧，第一、二趾跖骨连接部位中。用手指沿拇趾和次趾的夹缝向上移压，到能够感觉到动脉的时候就是该穴位。

内庭穴 在足的次趾与中趾之间，脚叉缝尽处的陷凹中。

按摩流程

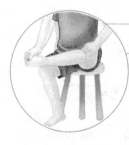

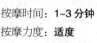

Step 1 ←

按摩穴位：**内庭**
按摩手法：**拇指压法**
按摩时间：**1~3 分钟**
按摩力度：**适度**

→ Step 2

按摩穴位：**肓俞**
按摩手法：**中指折压法**
按摩时间：**1~3 分钟**
按摩力度：**重**

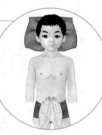

Step 3 ←

按摩穴位：**太冲**
按摩手法：**二指压法**
按摩时间：**3~5 分钟**
按摩力度：**轻**

饮食宜忌

忌食：咖啡、冷饮、肥肉。
多食：母乳、米汤、藕粉、菜汁、鲜果汁。

45 肠道蛔虫病 晚上不磨牙，睡得香

蛔虫病是儿童当中一种常见的肠道寄生虫病，发病率很高，主要是由于患儿沾染了带有蛔虫卵的不洁食物、水等，与卫生状况的关系极为密切。蛔虫在肠道内生长繁殖，甚至有可能聚结成团，阻塞肠道，甚至穿肠入胆，使得右上腹疼痛、呕吐，形成胆道蛔虫病。

刮痧取穴与刮拭顺序

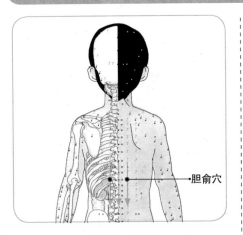

1 用面刮法刮拭脊背部胆俞穴。

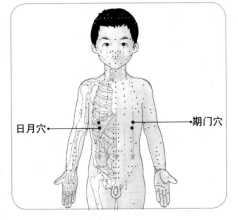

2 用面刮法刮拭腹部日月穴、期门穴。

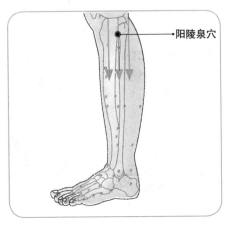

3 用面刮法刮拭小腿外侧阳陵泉穴。

父母刮痧

时间	运板	次数
10~15 分钟	面刮法	20~30 次

治疗肠道蛔虫病的饮食配方

桃叶汁：鲜桃叶 60 片，将其洗净打烂，开水冲泡，连渣服下。

按摩取穴与按摩顺序

找准穴位

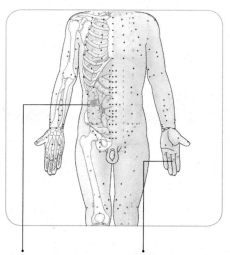

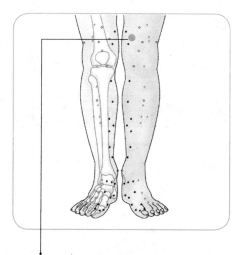

大横穴 在人体的腹中部，距脐中 4 寸

四缝穴 在第 2~5 指掌侧，近端指关节的中央，当横纹中点

百虫窝穴 在大腿内侧髌底内侧端上的 3 寸处

按摩流程

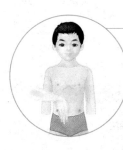

Step 1 ←

按摩穴位：**大横**
按摩手法：**中指折叠法**
按摩时间：**1~3 分钟**
按摩力度：**适度**

→ Step 2

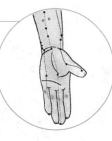

按摩穴位：**四缝**
按摩手法：**拇指压法**
按摩时间：**1~3 分钟**
按摩力度：**重**

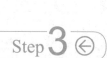

Step 3 ←

按摩穴位：**百虫窝**
按摩手法：**拇指压法**
按摩时间：**3~5 分钟**
按摩力度：**适度**

饮食宜忌

忌食：咖啡、冷饮、肥肉。
多食：母乳、米汤、藕粉、菜汁、鲜果汁。

46 小儿厌食症 益气健脾，吃嘛嘛香

小儿厌食主要是因为饮食不当、家长喂养不当等原因，让孩子养成了偏食的坏习惯，损伤了脾胃，或者是由于食物过于油腻，使得小儿消化不了，积滞内停、郁久化热导致湿热内蕴或大病之后脾胃气虚、脾虚失运、胃不思纳。孩子的症状主要表现为食欲不振而不欲纳食，以1~6岁儿童为多见。

刮痧取穴与刮拭顺序

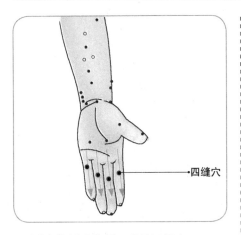

四缝穴

1 用垂直按揉法按揉双手的四缝穴。

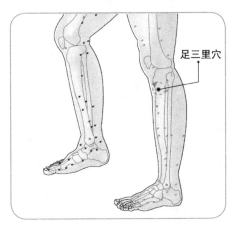

足三里穴

2 用平面按揉法按揉小腿阳面的足三里穴。

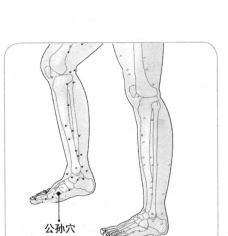

公孙穴

3 用平面按揉法按揉足部内侧的公孙穴。

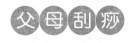

父母刮痧

时间	运板	次数
10~20分钟	平面按揉法 垂直按揉法	20~30次

治疗小儿厌食症的饮食配方

红枣枸杞橘皮汁：将红枣和枸杞放入锅内，加水用大火煮一会儿后，用微火继续煮到汤味较浓为止。熬煮红枣和枸杞的水变凉后，把橘皮切成丝，以0.5厘米的长度切断放进汤里一起喝。

按摩取穴与按摩顺序

找准穴位

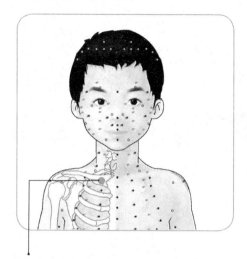

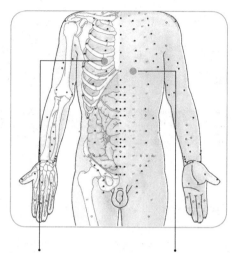

俞府穴 在人体的上胸部位，人体正面正中线左右三指宽处，锁骨正下方

神封穴 在人体的胸部，当第4肋间隙，前正中线旁开1.5寸处

步廊穴 在胸部当第5肋间、前正中线旁开1.5寸

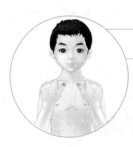

Step 1 ←

按摩穴位：**俞府**
按摩手法：**拇指压法**
按摩时间：**3~5分钟**
按摩力度：**重**

→ Step 2

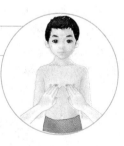

按摩穴位：**神封**
按摩手法：**四指压法**
按摩时间：**1~3分钟**
按摩力度：**轻**

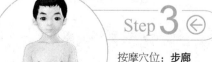

Step 3 ←

按摩穴位：**步廊**
按摩手法：**四指压法**
按摩时间：**1~3分钟**
按摩力度：**轻**

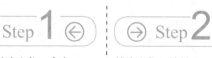

饮食宜忌

忌食：油腻或煎炸的食物。
宜食：山楂、麦芽、萝卜、葵花籽、南瓜。

47 支气管肺炎 呵护孩子的肺，畅快呼吸

支气管肺炎是小儿常患的肺炎的一种，引起儿童肺炎的原因多为病毒和细菌及支原体，小孩一旦感冒，应该赶快治疗，并对孩子细心观察，预防出现支气管肺炎。小儿肺炎多为急症，常表现为发热、咳嗽、睡眠不安、腹泻、恶心呕吐等症状。中医疗法在小儿支气管肺炎方面的疗效显著，父母可以通过按摩和刮痧的方法为孩子治疗，免去西药打针之苦。

刮痧取穴与刮拭顺序

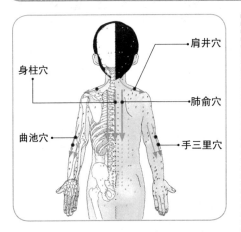

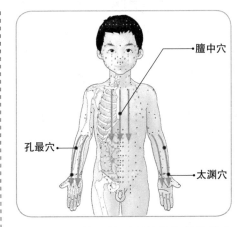

1 用面刮法刮拭身柱穴、肺俞穴。

2 用面刮法从内向外刮拭肩部肩井穴。

3 用疏理经气法从上往下刮拭小手臂阳面曲池穴、手三里穴。

4 用面刮法从上往下刮拭前胸任脉膻中穴。用同样方法刮拭小手臂阴面孔最穴、太渊穴。

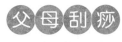

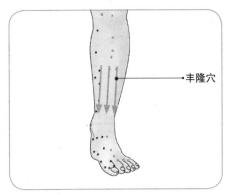

5 用面刮法刮拭小腿下方丰隆穴。

时间	运板	次数
10~20分钟	面刮法 疏理经气法	20~30次

预防支气管肺炎的注意事项

患有支气管炎且经常反复的患儿，父母平时要帮助孩子加强体育锻炼，多喝水，以助出汗退热，同时注意保持居室空气湿度，避免干燥空气吸入气管，痰液不易咳出。

按摩取穴与按摩顺序

找准穴位

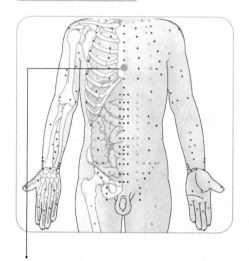

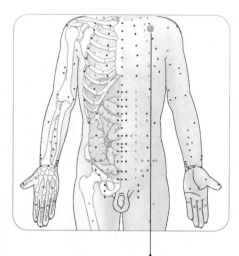

膻中穴 在人体的胸部,人体正中线上,两乳头之间连线的中点

中府穴 孩子乳头外侧旁开两横指,往上直推三条肋骨处即是本穴(平第一肋间隙)

按摩流程

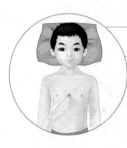

Step 1 ⬅

按摩穴位:**膻中**
按摩手法:**中指压法**
按摩时间:**1~3分钟**
按摩力度:**重**

➡ Step 2

按摩穴位:**中府**
按摩手法:**摩揉法**
按摩时间:**1~3分钟**
按摩力度:**适度**

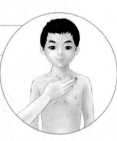

饮食宜忌

忌食:辛辣、油腻食品、甜食、冷饮。
多食:梨、牛奶、稀粥、鸡蛋羹、米汤。

第八章 拥有神清气爽的好心情

——小儿神经系统疾病的治疗法

脑为元神之府，居天阳之位，统摄一身功能，脑髓系统疾病有其特殊性。但人体是个有机整体，脏腑系统在神经系统正常指挥调节下各司其职，使人体气息升降出入有条不紊，气血津液生化循环不息，为人体各系统提供物质基础，神经系统发挥正常功能，故神经系统疾病常常通过脏腑系统功能时常表现于外，五脏功能失调亦可导致神经系统功能失常。

小儿日常生活中常见的神经系统疾病多是由于饮食、起居环境的变化而引起的，因此，通过按摩、刮痧的方式，有利于舒缓孩子的情绪，抚慰孩子的心情，对神经系统疾病起到很好的治疗和弱化作用。

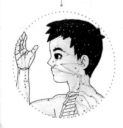

本章看点

48 多梦 安享宁静夜晚，远离噩梦侵扰

儿童在睡觉时容易有说梦话、踢腿等动作，说梦话主要是由于睡眠时大脑主管语言的神经细胞的活动而引起的，而踢腿的动作，则是由大脑神经主管动作部分的神经细胞的活动而引起的，一般而言都是正常的，家长不必担心。但是，如果宝宝在做梦时有惊叫、梦游的现象，就应当格外留意了。这可能是因为儿童的大脑神经发育不完全或过度疲劳、受惊吓、饮食不当等原因造成的。

刮痧取穴与刮拭顺序

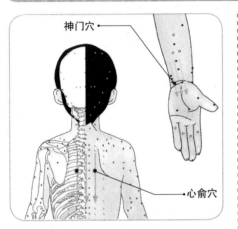

1 用面刮法刮拭背脊处的心俞穴。
2 用面刮法刮拭前臂阴面的神门穴。

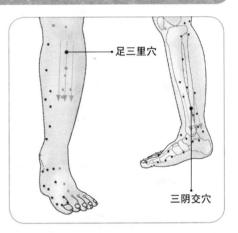

3 用平面按揉法或面刮法刮拭小腿正前方的足三里穴，用同样方法刮拭小腿阴面的三阴交穴。

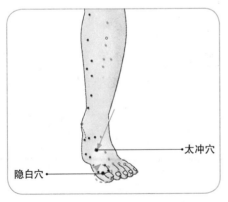

4 用垂直按揉法按揉足背上的太冲穴，用平面按揉法按揉隐白穴。

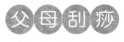

父母刮痧

时间	运板	次数
10~15 分钟	平面按揉法 面刮法 垂直按揉法	20~30 次

预防多梦的注意事项

晚饭可以为孩子准备红枣面粉粥，可以起到稳定孩子情绪的作用。睡前不要让孩子吃太多零食，被子不宜过重过暖，枕头不宜过高过硬。

按摩取穴与按摩顺序

找准穴位

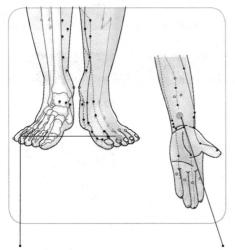
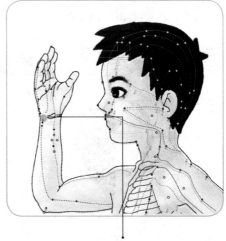

厉兑穴 厉兑穴在食指外侧，位于指甲生长处的边角向中指靠近 2 毫米的地方；第二厉兑穴在第二足趾甲根、边缘中央下方的 2 毫米处；第三厉兑穴在脚（右脚）的第三根趾头的第一关节和第二关节之间

内关穴 在人体的前臂掌侧，从近手腕的横纹的中央，往上大约三指宽的中央部位

神门穴 该处穴位在手腕关节的手掌一侧，尺侧腕屈肌腱的桡侧凹陷处

按摩流程

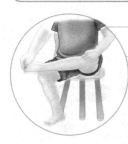

Step 1 ←

按摩穴位：**厉兑**
按摩手法：**拇指压法**
按摩时间：**1~3 分钟**
按摩力度：**适度**

→ Step 2

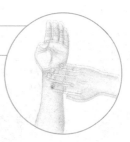

按摩穴位：**内关**
按摩手法：**拇指压法**
按摩时间：**1~3 分钟**
按摩力度：**重**

Step 3 ←

按摩穴位：**神门**
按摩手法：**拇指压法**
按摩时间：**3~5 分钟**
按摩力度：**适度**

饮食宜忌

多食：莲子芯、胡桃、蜂蜜、枣仁。

49 失眠 让孩子一觉睡天明

失眠与多梦有着密切的联系，睡眠不沉的患儿即使在睡着之后也容易多梦。失眠多与白天遇到的情景有关，让孩子精神紧张，不容易进入睡眠状态。

刮痧取穴与刮拭顺序

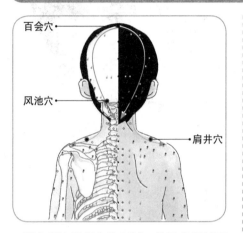

1 用角刮法进行全头刮拭，并重点刮拭百会穴。
2 用面刮法刮拭颈部风池穴至肩部肩井穴一带。

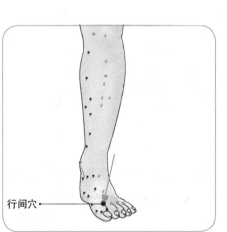

4 用垂直按揉法按揉第一、二跖骨之间的行间穴。

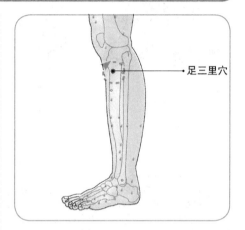

3 用平面按揉法按揉小腿正前方的足三里穴。

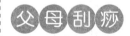
父母刮痧

时间	运板	次数
10~15 分钟	平面按揉法 垂直按揉法 面刮法 角刮法	20~30 次

治疗失眠的饮食配方

萬苣汁：萬苣汁性味同萬苣，苦、甘、凉，《本草拾遗》称其"利五脏，通经脉，开胸膈"。据有关资料，萬苣茎、叶、皮的乳白色浆液，具有镇静、安神的功效，可助儿童睡眠，临睡前食服效果明显。

按摩取穴与按摩顺序

找准穴位

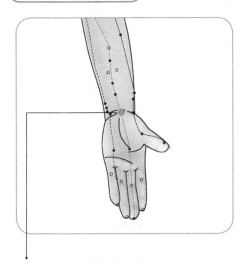

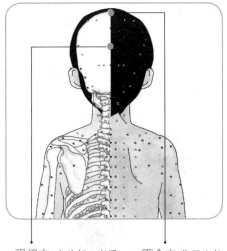

大陵穴 在人体的腕掌横纹的中点处，当掌长肌腱与桡侧腕屈肌腱之间

强间穴 在头部，当后发际正中直上4寸，即脑户穴上1.5寸处

百会穴 位于人体头部，在头顶正中线与两耳尖端连线的交点处

按摩流程

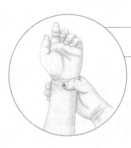

Step 1

按摩穴位：**大陵**
按摩手法：**拇指压法**
按摩时间：**1~3分钟**
按摩力度：**重**

Step 2

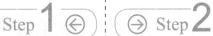

按摩穴位：**强间**
按摩手法：**二指压法**
按摩时间：**1~3分钟**
按摩力度：**轻**

Step 3

按摩穴位：**百会**
按摩手法：**二指压法**
按摩时间：**1~3分钟**
按摩力度：**轻**

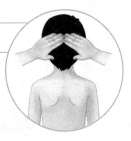

饮食宜忌

多食：牛奶、小米、百合、猪心、酸枣仁、小麦、糯米。

50 嗜睡 科学睡眠，正常作息

儿童的睡眠时间相对较长，但是对一旦疲劳就容易进入睡眠状态的孩子来说，这就是一种病理性的嗜睡。患有嗜睡的儿童容易感到疲劳、记忆力下降，并对日常生活造成很大影响。

刮痧取穴与刮拭顺序

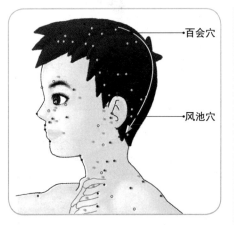

1 用角刮法刮拭头顶及后脑的百会穴和风池穴。

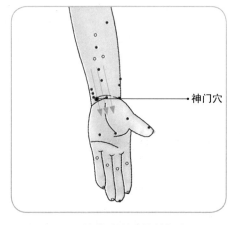

2 用面刮法刮拭前臂阴面的神门穴。

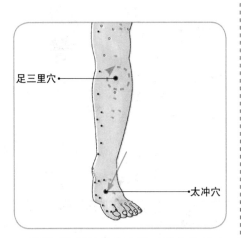

3 用平面按揉法按揉小腿正前方的足三里穴。

4 用垂直按揉法按揉足背上的太冲穴。

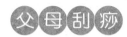

时间	运板	次数
10~15 分钟	平面按揉法 面刮法 垂直按揉法 角刮法	20~30 次

预防嗜睡的注意事项

　　每一餐不要让孩子吃得过饱，重视孩子的三餐搭配，讲求营养均衡。

按摩取穴与按摩顺序

找准穴位

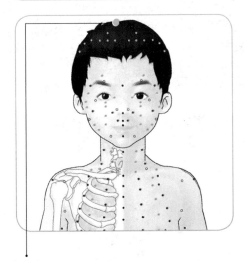

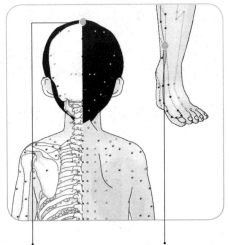

囟会穴 头部当前发际正中直上 1.5 寸

百会穴 位于人体头部，在头顶正中线与两耳尖端连线的交点处

三阴交穴 在人体小腿内侧，足内踝上缘三指宽，踝尖正上方胫骨边缘凹陷中

按摩流程

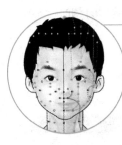

Step 1 ⬅

按摩穴位：**囟会**
按摩手法：**二指压法**
按摩时间：**1~3 分钟**
按摩力度：**轻**

➡ Step 2

按摩穴位：**百会**
按摩手法：**二指压法**
按摩时间：**1~3 分钟**
按摩力度：**轻**

Step 3 ⬅

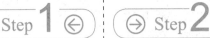

按摩穴位：**三阴交**
按摩手法：**拇指压法**
按摩时间：**1~3 分钟**
按摩力度：**适度**

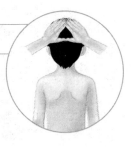

饮食宜忌

忌食：油腻、粘滞、辛辣食物。

多食：鱼类、鸡蛋、牛奶、猪肝、新鲜蔬菜、紫菜、海带。

51 癫痫 息风定痫，保护孩子智力发育

癫痫俗称"羊癫风"，是一种脑功能障碍综合征，患病原因复杂，一般认为先天遗传、胎中受惊、后天产伤、脑伤以及风痰扰神、烦恼等都有可能导致癫痫，然总以痰火壅盛、阻塞窍道为多。癫痫主要表现为反复发作的肌肉抽搐和意识障碍，且伴有感觉、情感、行为或自主神经功能异常。癫痫不仅严重影响患儿的身体健康，同时还会对孩子的精神以及智力造成严重威胁。

刮痧取穴与刮拭顺序

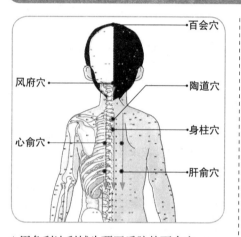

1 用角刮法刮拭头顶至后脑的百会穴。
2 用面刮法从上向下分段刮拭后颈部风府穴至脊背部陶道穴、身柱穴、心俞穴、肝俞穴。

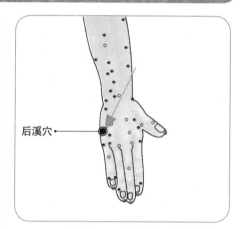

3 用垂直按揉法按揉尾指外侧的后溪穴。

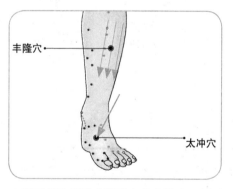

4 用面刮法刮拭小腿前方的丰隆穴，用垂直按揉法按揉足背的太冲穴。

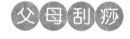

时间	运板	次数
10~15分钟	垂直按揉法 面刮法 角刮法	20~30次

预防癫痫的注意事项

对患儿的发热性疾病，特别是高热抽搐的患儿，父母应该格外注意，及早治疗，减少致病的机会，同时在平时也要避免患儿受惊吓和精神刺激，预防此病发生。

按摩取穴与按摩顺序

找准穴位

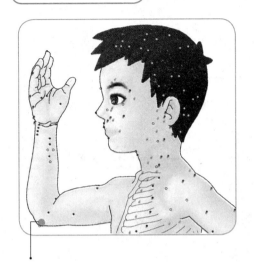

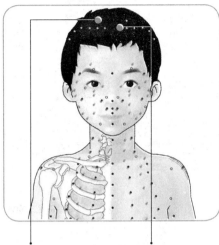

小海穴 在人体的肘内侧，当尺骨鹰嘴与肱骨内上髁之间的凹陷处

五处穴 在人体的头部，当前发际正中直上1寸，旁开1.5寸处

眉冲穴 在人体的头部，攒竹穴直上入发际0.5寸处，神庭穴与曲差穴连线之间

按摩流程

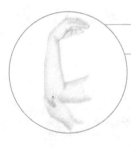

Step 1 ←

按摩穴位：**小海**
按摩手法：**拇指压法**
按摩时间：**1~3分钟**
按摩力度：**适度**

→ Step 2

按摩穴位：**五处**
按摩手法：**食指压法**
按摩时间：**1~3分钟**
按摩力度：**适度**

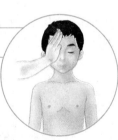

Step 3 ←

按摩穴位：**眉冲**
按摩手法：**中指折叠法**
按摩时间：**1~3分钟**
按摩力度：**适度**

饮食宜忌

忌食：油腻、辛辣食品。
多食：荞麦、沙丁鱼、无花果、凤梨。

52 脚气 杜绝交叉感染，补充维生素 B_1

脚气病为维生素 B_1 缺乏症，主要累及神经系统以及心血管系统和水肿及浆液渗出，主要表现为多发性神经炎、食欲不振、大便秘结，严重时可出现心力衰竭，母亲怀孕时缺乏维生素 B_1，新生儿可能患先天性脚气病，表现为哭声无力、神情萎靡、吸吮力弱、水肿、嗜睡等症状。癫痫主要表现为反复发作的肌肉抽搐和意识障碍，且伴有感觉、情感、行为或自主神经功能异常。癫痫不仅严重影响患儿的身体健康，同时还会对孩子的精神以及智力造成严重威胁。

刮痧取穴与刮拭顺序

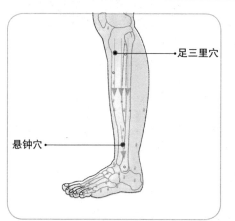

1 用面刮法从上到下分段刮拭小腿正前方的足三里穴和小腿外侧的悬钟穴。

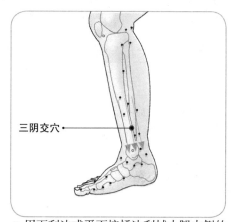

2 用面刮法或平面按揉法刮拭小腿内侧的三阴交穴。

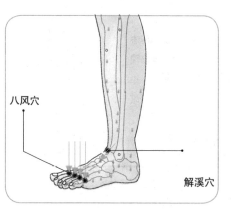

3 用面刮法刮拭足背屈处的解溪穴，用垂直按揉法按揉足五趾间的八风穴。

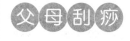

父母刮痧

时间	运板	次数
10~15分钟	面刮法 平面按揉法 垂直按揉法	20~30次

饮食宜忌

忌食：哈密瓜、蚕蛹、咖啡。

多食：黄豆、绿豆、小米、薏米、花生、猪肉、谷类的胚芽和外皮。

按摩取穴与按摩顺序

找准穴位

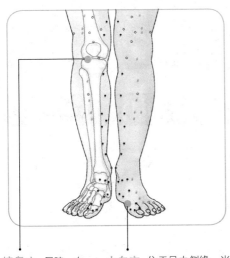
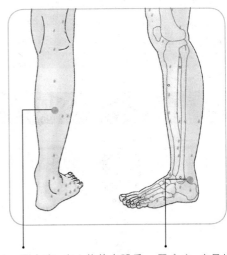

犊鼻穴 屈膝，在膝部，髌骨和髌韧带外侧的凹陷中

太白穴 位于足内侧缘，当第一跖骨小头后下方凹陷处，即脚的内侧缘靠近足大趾处

承山穴 在人体的小腿后面正中，委中穴与昆仑穴之间，当伸直小腿或足跟上提时，腓肠肌肌腹下出现的尖角凹陷处就是这个穴位

昆仑穴 在足外踝后 5 分处，跟骨上的凹陷处

按摩流程

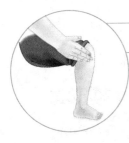

Step 1 ←

按摩穴位：**犊鼻**
按摩手法：**食指压法**
按摩时间：**1~3 分钟**
按摩力度：**适度**

→ Step 2

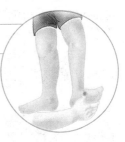

按摩穴位：**太白**
按摩手法：**拇指压法**
按摩时间：**1~3 分钟**
按摩力度：**适度**

Step 3 ←

按摩穴位：**承山**
按摩手法：**拇指压法**
按摩时间：**1~3 分钟**
按摩力度：**适度**

→ Step 4

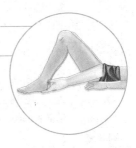

按摩穴位：**昆仑**
按摩手法：**拇指压法**
按摩时间：**1~3 分钟**
按摩力度：**轻**

53 多汗 静身静心，让孩子不再大汗淋漓

多汗是指全身或局部汗腺分泌过多，多是生理性体温调节，如外界气温过高，穿衣服过多，剧烈活动，机体为了维持正常的体温而出汗，这是生理性多汗，同时，其他病症，如小儿佝偻病、结核病、风湿热、神经系统疾病等也可引起患儿多汗，在儿童多汗的情况下，睡眠时全身或半身出汗多，即为病理性多汗。

刮痧取穴与刮拭顺序

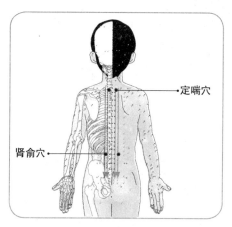

1 用面刮法刮拭第七颈椎棘下，旁开 0.5 寸处的定喘穴，用同样方法刮拭腰椎的肾俞穴。

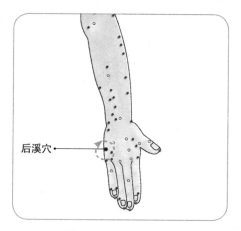

2 用平面按揉法按揉小指外侧的后溪穴。

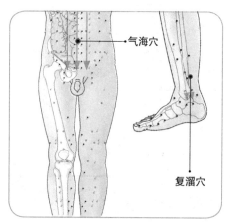

3 用面刮法刮拭小腹的气海穴和小腿内侧的复溜穴。

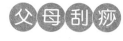

时间	运板	次数
10~15 分钟	面刮法 平面按揉法	20~30 次

预防多汗的注意事项

父母要给孩子勤换衣被，并常用柔软的毛巾擦拭身体，或外用扑粉，以保持皮肤干燥。

按摩取穴与按摩顺序

找准穴位

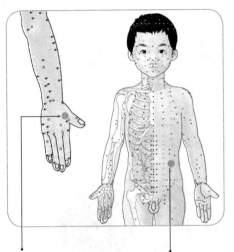 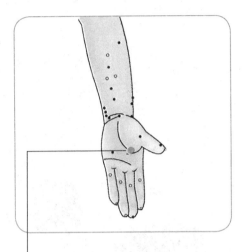

合谷穴 当拇指和食指伸张时，在第一、二掌骨的中点，稍微偏向食指处

大横穴 在人体的腹中部，距脐中 4 寸

劳宫穴 在人体的手掌心，即握拳屈指时，中指尖所在的部位

按摩流程

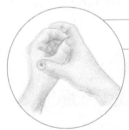

Step **1** ←

按摩穴位：**合谷**
按摩手法：**拇指压法**
按摩时间：**1~3 分钟**
按摩力度：**重**

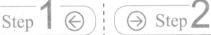

→ Step **2**

按摩穴位：**大横**
按摩手法：**中指折叠法**
按摩时间：**1~3 分钟**
按摩力度：**适度**

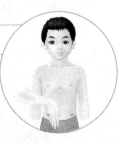

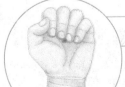

Step **3** ←

按摩穴位：**劳宫**
按摩手法：**拇指压法**
按摩时间：**1~3 分钟**
按摩力度：**重**

预防多汗的饮食配方

气阴两虚型的小儿多汗，可取黑豆 30克，桂圆肉 10克，红枣 30克煮汤食，一日分 2次食完，15天为一疗程。

营卫不和型的小儿多汗，可取黄芪 15克，红枣 20枚，加水煮汤食，每日 1剂，分 2~3次饮食。连服 15天为一疗程。

儿童脑震荡常常是由于家长在看护儿童的过程中，忽视一些小动作引起的，比如：为哄孩子高兴，将孩子抛高，或剧烈摇晃孩子。孩子的各个组织较为柔软，头部相对大而重，颈部软且弱，一旦遇到剧烈震动，都很容易导致孩子脑震荡。脑震荡的主要病理变化是脑组织水肿，受伤的病人可出现短暂的神志恍惚或意识丧失，或头痛、头昏、恶心、呕吐、面色苍白、嗜睡或抽筋等症状。

刮痧取穴与刮拭顺序

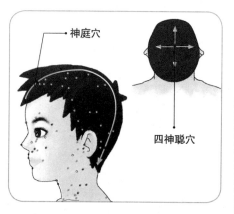

1 用角刮法刮拭头顶四聪穴，用同样方法刮拭前额神庭穴。

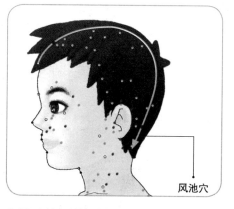

2 用面刮法刮拭后发际风池穴。

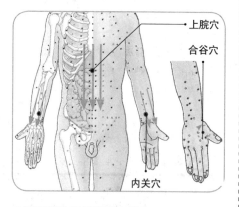

3 用面刮法刮拭腹部上脘穴。

4 面刮法刮拭前臂阴面内关穴，用平面按揉法按揉第一、二掌骨间的合谷穴。

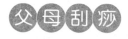

时间	运板	次数
10~20分钟	角刮法 面刮法 平面按揉法	20~30次

治疗脑震荡的饮食配方

川芎茶：取川芎6克，绿茶3克，加水煎煮之后取药汁代茶饮用。有活血止痛、行气解郁的功效，适用于瘀血阻滞所引起的头痛症状。连服15天为一疗程。

按摩取穴与按摩顺序

找准穴位

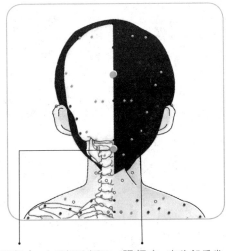
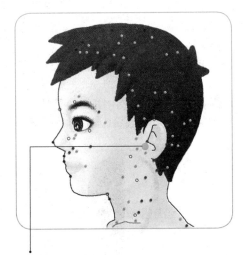

哑门穴 在项部后发际正中直上 0.5 寸，第一颈椎下

强间穴 在头部后发际正中直上 4 寸，即脑户穴上 1.5 寸处

听宫穴 在面部耳屏前，下颌骨踝状突起的后方，张口时呈凹陷处

按摩流程

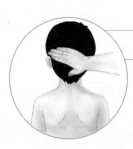

Step 1 ←

按摩穴位：**哑门**
按摩手法：**拇指压法**
按摩时间：**3~5 分钟**
按摩力度：**轻**

→ ### Step 2

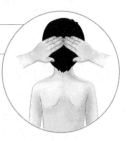

按摩穴位：**强间**
按摩手法：**二指压法**
按摩时间：**1~3 分钟**
按摩力度：**轻**

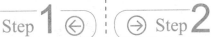

Step 3 ←

按摩穴位：**听宫**
按摩手法：**拇指压法**
按摩时间：**1~3 分钟**
按摩力度：**适度**

饮食宜忌

忌食：盐。
多食：山楂、葡萄、黑豆、枸杞、鱼。

55 小儿夜啼 不做"夜啼郎"

小儿夜啼多发于6到7个月的婴幼儿，最常见的是由于日间受惊吓或腹痛、消化不良，或饥饿、佝偻病、蛲虫感染所致，主要症状为入睡后15~30分钟发作，突然惊恐、眼直视或紧闭，呼吸急促，心跳加快，出汗，持续约10分钟后再入睡，或辗转反侧、烦躁不安、啼哭不止，甚至通宵难以入睡，而日间安静。

刮痧取穴与刮拭顺序

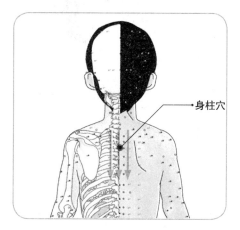

1 用面刮法刮拭脊背部的身柱穴。

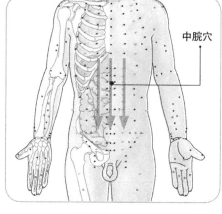

2 用面刮法刮拭腹部的中脘穴。

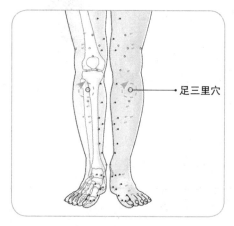

3 用平面按揉法按揉小腿正前方的足三里穴。

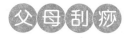

时间	运板	次数
10~15分钟	面刮法 平面按揉法	20~30次

治疗小儿夜啼的饮食配方

扁豆红枣茶：将扁豆炒好后磨成粉，每次煮4克扁豆粉，加入红枣茶，每天喝3~4次就可。

按摩取穴与按摩顺序

找准穴位

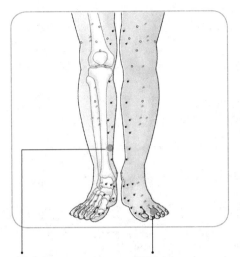

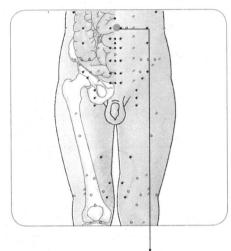

三阴交穴 在人体小腿内侧，足内踝上缘三指宽，踝尖正上方胫骨边缘凹陷中

厉兑穴 厉兑穴在食指外侧，位于指甲生长处的边角向中指靠近2毫米的地方；第二厉兑穴在第二足趾甲根、边缘中央下方的2毫米处；第三厉兑穴在脚（右脚）的第三根趾头的第一关节和第二关节之间

神阙穴 在人体的腹中部，肚脐中央

按摩流程

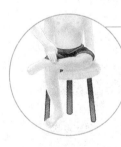

Step **1**

按摩穴位：**三阴交**
按摩手法：**拇指压法**
按摩时间：**1~3分钟**
按摩力度：**适度**

Step **2**

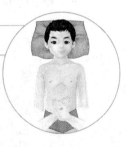

按摩穴位：**神阙**
按摩手法：**全手压法**
按摩时间：**1~3分钟**
按摩力度：**轻**

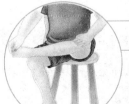

Step **3**

按摩穴位：**厉兑**
按摩手法：**拇指压法**
按摩时间：**1~3分钟**
按摩力度：**适度**

预防小儿夜啼的注意事项

为了孩子拥有良好的睡眠质量，第一个要适当掌握晚饭食量，且要适当饮水，同时也要为孩子准备舒适的睡眠环境。

56 小儿流涎 不让流口水成为小尴尬

中医认为"脾之液为涎"，是唾液分泌过多或不能下咽的口涎外流现象。小儿流涎多是由于口腔炎症、面神经麻痹、脑炎后遗症及呆小病、消化不良等引起，主要表现为口中经常流涎，浸渍两颊及胸前，且口角周围发生粟米红疹及糜烂等，一般 2~6 岁体虚的患儿发病率较高。

刮痧取穴与刮拭顺序

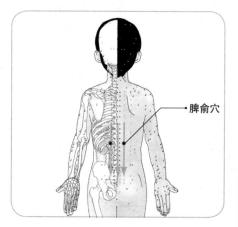

1 用面刮法刮拭脊背部的脾俞穴。

脾俞穴

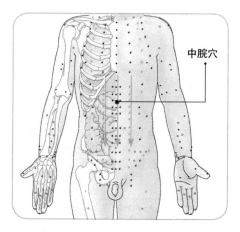

2 用面刮法刮拭腹部的中脘穴。

中脘穴

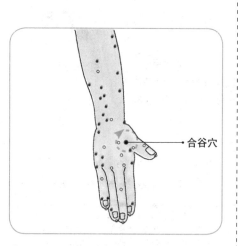

3 用平面按揉法按揉第一、二掌骨之间的合谷穴。

合谷穴

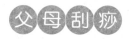

父 母 刮 痧

时间	运板	次数
10~15 分钟	面刮法 平面按揉法	20~30 次

治疗小儿流涎的饮食配方

米仁粥：米仁 100 克，生山楂 20 克，水 650 毫升。文火煮一小时，浓缩汤汁一日分三次服食，空腹服，连服七日。

按摩取穴与按摩顺序

找准穴位

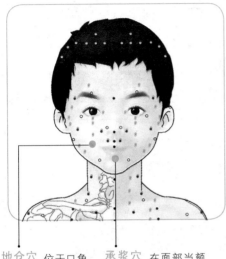

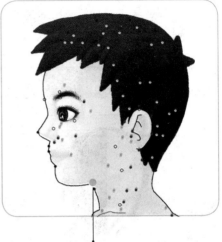

地仓穴 位于口角外侧，瞳孔直下

承浆穴 在面部当颏唇沟的正中凹陷处

上廉泉穴 在颈上部正中，下颌下缘与舌骨体之间凹陷处

按摩流程

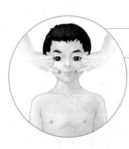

Step 1 ⬅

按摩穴位：**地仓**
按摩手法：**食指压法**
按摩时间：**1~3分钟**
按摩力度：**重**

➡ Step 2

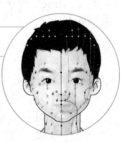

按摩穴位：**承浆**
按摩手法：**食指压法**
按摩时间：**1~3分钟**
按摩力度：**重**

Step 3 ⬅

按摩穴位：**上廉泉**
按摩手法：**食指压法**
按摩时间：**1~3分钟**
按摩力度：**重**

饮食宜忌

忌食：姜、蒜、辣椒。
多食：绿豆汤、丝瓜汤、花生、虾、核桃。

第八章 拥有神清气爽的好心情

57 神经衰弱 为孩子创造精神和谐的环境

神经衰弱并不只是属于大人的病症，儿童由于对外界事物的认识较浅，且在面对压力时无法自我治疗，容易导致神经衰弱，主要症状表现在容易疲劳或兴奋，睡眠有障碍，且在情绪上的波动较强。

刮痧取穴与刮拭顺序

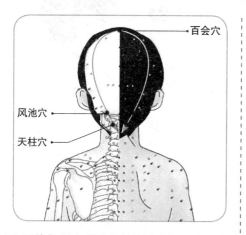

百会穴

风池穴
天柱穴

1 用单角刮法刮拭头顶及后脑的百会穴、风池穴，用刮痧板双角部从上到下刮拭天柱穴位。

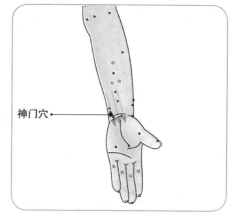

神门穴

2 用面刮法刮拭上肢双侧的神门穴。

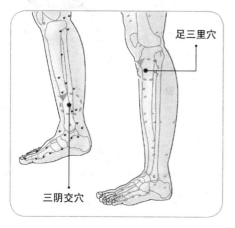

足三里穴

三阴交穴

3 用平面按揉法刮拭小腿正前方足三里穴，用同样法刮拭小腿内侧的三阴交穴。

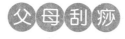

父母刮痧

时间	运板	次数
10~15 分钟	平面按揉法 面刮法 角刮法	20~30 次

预防神经衰弱的注意事项

父母要帮助孩子养成早睡早起的良好生活习惯，作息规律，劳逸结合。

按摩取穴与按摩顺序

找准穴位

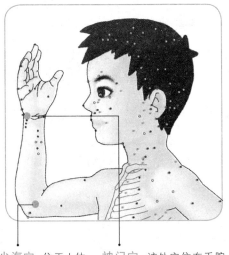

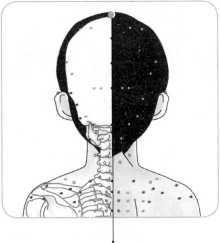

少海穴 位于人体肘横纹内侧端与肱骨内上髁连线的中点的凹陷处

神门穴 该处穴位在手腕关节的手掌一侧，尺侧腕屈肌腱的桡侧凹陷处

百会穴 位于人体头部，在头顶正中线与两耳尖端连线的交点处

按摩流程

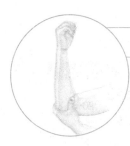

Step 1 ⟵

按摩穴位：**少海**
按摩手法：**拇指压法**
按摩时间：**1~3分钟**
按摩力度：**适度**

⟶ ### Step 2

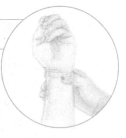

按摩穴位：**神门**
按摩手法：**拇指压法**
按摩时间：**1~3分钟**
按摩力度：**适度**

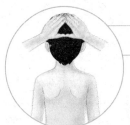

Step 3 ⟵

按摩穴位：**百会**
按摩手法：**二指压法**
按摩时间：**1~3分钟**
按摩力度：**轻**

饮食宜忌

忌食：辛辣、油腻食物、萝卜籽、肉桂。
多食：动物肝脏、海鲜、花生、猪脑、核桃。

58 小儿癔病 让孩子与未来和谐相处

小儿癔病多是由于心理疾患引起的，容易受环境的影响，同时身体的疾患也可能会引发患儿不正常的癔病心理，以女孩居多。

刮痧取穴与刮拭顺序

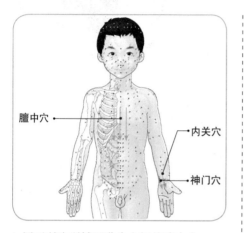

膻中穴
内关穴
神门穴

1 用面刮法刮拭两乳头之间的膻中穴。
2 用面刮法刮拭腕上的内关穴、神门穴。

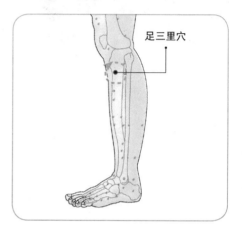

足三里穴

3 用平面按揉法按揉小腿正前方的足三里穴。

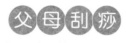

父母刮痧

时间	运板	次数
10~15 分钟	平面按揉法 面刮法 垂直按揉法	20~30 次

治疗小儿癔病的饮食配方

核桃、芝麻各 120 克，大茴香、小茴香各 12 克，研细末，加入冰糖、蜂蜜、麻油、鲜牛奶各 120 克，文火炖 2 小时左右，成膏冷后装瓶备用。每次服核桃大的一团，每日 3 次。一般连服 7 天，病情好转，再服两料可愈。

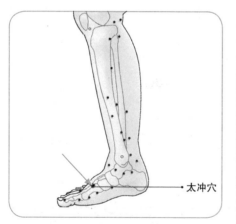

太冲穴

4 用垂直按揉法按揉足背上的太冲穴。

按摩取穴与按摩顺序

找准穴位

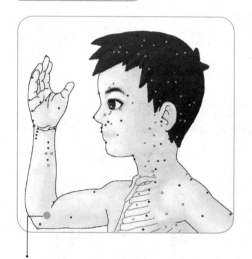
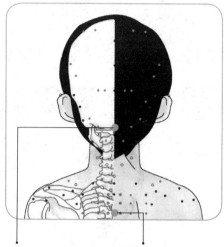

少海穴 位于人体肘横纹内侧端与肱骨内上髁连线的中点的凹陷处

风府穴 位于人体头部，在头顶正中线与两耳尖端连线的交点处

身柱穴 人体背部第三胸椎棘突下凹陷处，后正中线上

按摩流程

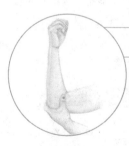

Step 1 ←

按摩穴位：**少海**
按摩手法：**拇指压法**
按摩时间：**1~3分钟**
按摩力度：**适度**

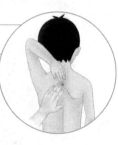

→ Step 2

按摩穴位：**身柱**
按摩手法：**中指折叠法**
按摩时间：**3~5分钟**
按摩力度：**重**

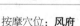

Step 3 ←

按摩穴位：**风府**
按摩手法：**拇指压法**
按摩时间：**1~3分钟**
按摩力度：**重**

预防小儿癔病的注意事项

　　父母在平时要合理安排儿童的生活，保证睡眠充足，减少外界负面刺激，对于刺激性事件要及时转移孩子的注意力。

59 小儿盗汗 舒心睡眠，自然出汗

小儿盗汗为睡时出汗，醒来汗止者，主要见于2~6岁体虚较弱者，因患儿的不同体质，其出汗量也不同，主要原因为表虚不固、营卫不和或脾胃积热、肺虚痰热或阳气衰损。

刮痧取穴与刮拭顺序

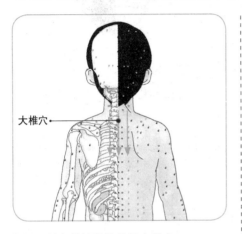

大椎穴

1 用面刮法刮拭脊椎处的大椎穴。

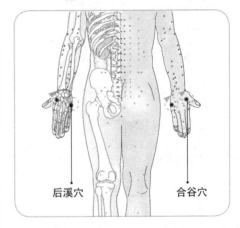

后溪穴　　　　合谷穴

2 用平面按揉法按揉手拇指、食指间的合谷穴和小指外侧的后溪穴。

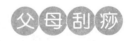

父母刮痧

时间	运板	次数
10~15分钟	面刮法 平面按揉法	20~30次

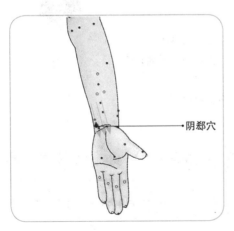

阴郄穴

3 用面刮法刮拭腕部的阴郄穴。

治疗小儿盗汗的饮食配方

1. 猪排骨1000克，太子参50克，炖汤分数次食用，可治疗生理性及缺钙引起的盗汗。
2. 枸杞饮：枸杞根皮15克，小麦6克，麦门冬6克，将以上3味加水煎煮至麦熟，取汁，去渣，分次饮用。

按摩取穴与按摩顺序

找准穴位

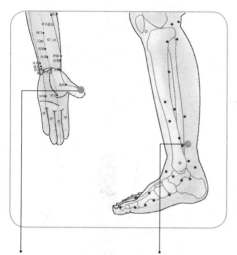

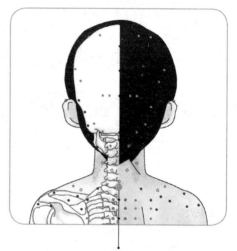

少商穴 在拇指的桡侧，距离指甲角约1分处

复溜穴 小腿内侧太溪直上2寸，跟腱前方处

大椎穴 位于人体背部正中线上，第七颈椎棘突下凹陷中

按摩流程

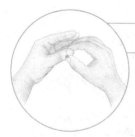

Step 1 ⬅

按摩穴位：**少商**
按摩手法：**拇指压法**
按摩时间：**1~3 分钟**
按摩力度：**轻**

➡ Step 2

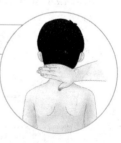

按摩穴位：**大椎**
按摩手法：**拇指压法**
按摩时间：**1~3 分钟**
按摩力度：**轻**

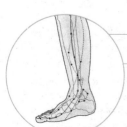

Step 3 ⬅

按摩穴位：**复溜**
按摩手法：**拇指压法**
按摩时间：**3~5 分钟**
按摩力度：**重**

饮食宜忌

忌食：巧克力、鱼肉、鸡肉。
宜食：蔬菜、水果。

60 神经性尿频 帮孩子解除生活小尴尬

神经性尿频主要表现为患儿排尿次数频繁，一有尿意，必须立即排尿，无法控制，每次排尿量少。这种现象在 2~5 岁的儿童当中相当普遍，且男孩多于女孩，小儿尿频的治疗多以清养胃阴为主，兼以去积滞、疏肝气为法，常选益胃汤可凑效。

刮痧取穴与刮拭顺序

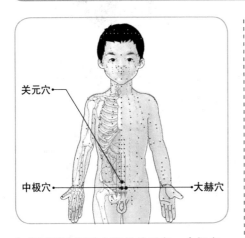

1 用面刮法刮拭小腹的关元穴、中极穴、大赫穴。

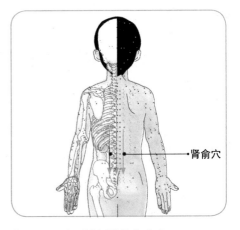

2 用面刮法刮拭腰椎的肾俞穴。

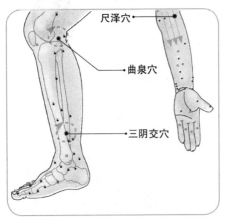

3 用面刮法刮拭前臂阴面的尺泽穴。

4 用平面按揉法按揉膝内侧的曲泉穴、三阴交穴。

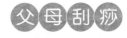

父 母 刮 痧

时间	运板	次数
10~15 分钟	面刮法 平面按揉法	20~30 次

治疗神经性尿频的饮食配方

1. 栗子 10 颗，切开两半，用开水煮一下，去壳取肉与芡实 30 克一同煮粥，加糖一匙。

2. 遇事紧张导致尿频的患儿，可取 7 枚白果，加盐煮汤，预先饮服，少喝茶水，可治尿频。

3. 蚕茧 10 只，水煮半熟时取汁，兑入糯米粥内，加糖一匙，缩尿止遗。

按摩取穴与按摩顺序

找准穴位

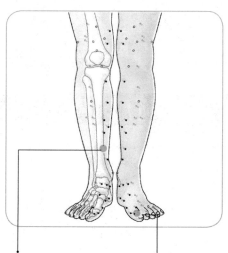

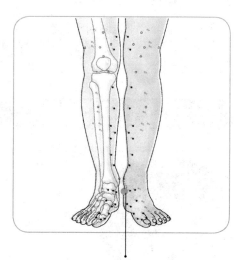

三阴交穴 在人体小腿内侧，足内踝上缘三指宽，踝尖正上方胫骨边缘凹陷中

大敦穴 在人体足部，大趾（靠第二趾一侧）甲根边缘约2毫米处

照海穴 在足内侧内踝尖下方凹陷处

按摩流程

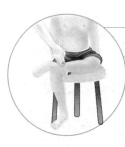

Step 1 ⬅

按摩穴位：**三阴交**
按摩手法：**拇指压法**
按摩时间：**1~3 分钟**
按摩力度：**适度**

➡ Step 2

按摩穴位：**大敦**
按摩手法：**拇指压法**
按摩时间：**3~5 分钟**
按摩力度：**重**

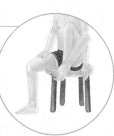

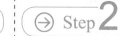

Step 3 ⬅

按摩穴位：**照海**
按摩手法：**拇指压法**
按摩时间：**3~5 分钟**
按摩力度：**重**

预防神经性尿频的注意事项

父母要鼓励孩子将两次排尿间隙的时间尽可能延长，同时要少喝糖水、甜饮料或茶水，晚上临睡前不要让孩子喝过量的水。

61 脑炎后遗症 祛除聪明孩子的致命杀手

小儿脑炎后遗症是脑炎治疗后还残留有神经、精神症状的疾病，该病病情轻重不等，轻者可自行缓解，危重者可导致后遗症或死亡，主要症状表现为运动、感觉、意识、植物神经、精神等不同障碍或可兼而有之，临床上表现为突然意识丧失，突然跌倒，四肢抽搐，口吐白沫或口中怪叫，醒后如常人。

刮痧取穴与刮拭顺序

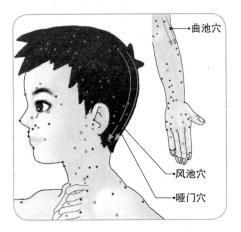

1 用面刮法刮拭后头部哑门穴、风池穴，用同样方法刮拭手肘处曲池穴。

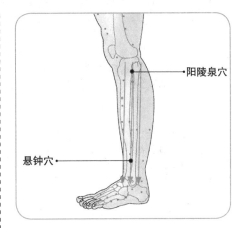

2 用面刮法从上到下刮拭阳陵泉穴和悬钟穴。

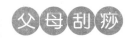

时间	运板	次数
10~15分钟	面刮法 垂直按揉法	20~30次

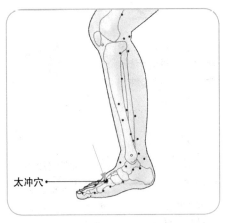

3 用垂直按揉法按揉足背上的太冲穴。

治疗脑炎后遗症的饮食配方

1. 瓜藤芦根汤：取黄瓜藤30克，鲜芦根50克，糖12克。将黄瓜藤、鲜芦根加水煮20分钟，加糖饮用。

2. 苋菜荸荠粥：取苋菜50克，荸荠200克，冰糖15克，粳米50克。将苋菜洗净切碎，荸荠去皮切片。将以上各种原料加水煮粥食用。

按摩取穴与按摩顺序

找准穴位

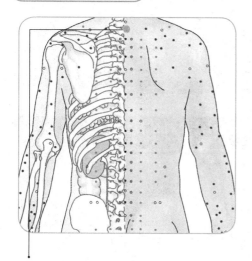

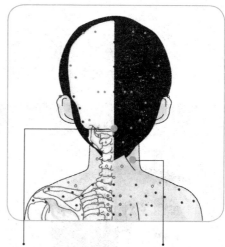

大椎穴 位于人体背部正中线上，第七颈椎棘突下凹陷中

风府穴 位于人体的后颈部，当后发际正中直上0.7寸，枕外隆凸直下，两侧斜方肌之间凹陷处

新设穴 在人体项部，风池穴直下，后发际下1寸，平第4颈椎横突端

按摩流程

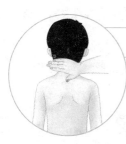

Step 1 ←

按摩穴位：**大椎**
按摩手法：**拇指压法**
按摩时间：**1~3分钟**
按摩力度：**轻**

→ Step 2

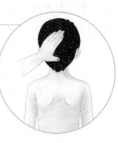

按摩穴位：**风府**
按摩手法：**拇指压法**
按摩时间：**1~3分钟**
按摩力度：**重**

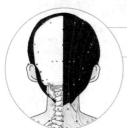

Step 3 ←

按摩穴位：**新设**
按摩手法：**拇指压法**
按摩时间：**1~3分钟**
按摩力度：**轻**

饮食宜忌

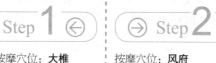

忌食：辛辣、油腻食物。
宜食：鱼、鸡蛋、豆制品。

62 儿童失语症 帮助孩子开口说话，表达自我

儿童失语症是指由于神经中枢病损导致抽象符号思维障碍，而丧失口语、文字的表达和领悟能力的病症，但是，失语症不包括由于意识障碍和普通的智力减退造成的语言症状，也不包括听觉、视觉、书写、发音等感觉和运动器官损害引起的语言、阅读和书写障碍。因先天或幼年疾病导致学习困难，语言机能缺陷也不属失语症范畴。

刮痧取穴与刮拭顺序

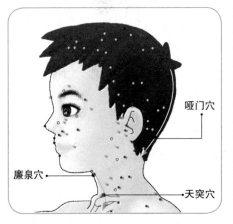

哑门穴

廉泉穴

天突穴

1 用单角刮法刮拭项部哑门穴。

2 用面刮法从上而下刮拭前颈部的廉泉穴、天突穴。

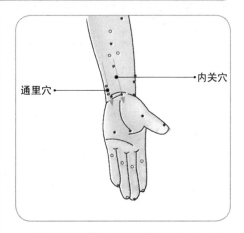

内关穴

通里穴

3 用面刮法刮拭前臂阴面内关穴、通里穴。

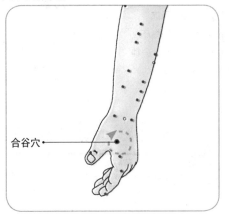

合谷穴

4 用平面按揉法按揉第一、二掌骨间的合谷穴。

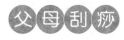

父 母 刮 痧

时间	运板	次数
10~15 分钟	平面按揉法 面刮法 角刮法	20~30 次

按摩取穴与按摩顺序

找准穴位

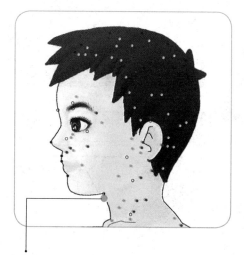

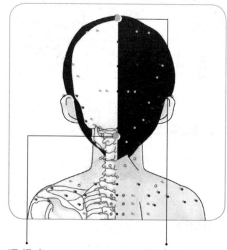

廉泉穴 这个穴位在人体的颈部，当前颈正中线上，结喉上方，舌骨上缘凹陷处

哑门穴 位于项部，当后发际正中直上 0.5寸，第一颈椎下

百会穴 位于人体头部，在头顶正中线与两耳尖端连线的交点处

按摩流程

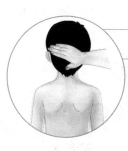

Step 1 ←

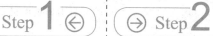

按摩穴位：**哑门**
按摩手法：**拇指压法**
按摩时间：**3~5 分钟**
按摩力度：**轻**

→ Step 2

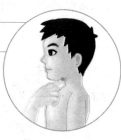

按摩穴位：**廉泉**
按摩手法：**拇指压法**
按摩时间：**1~3 分钟**
按摩力度：**轻**

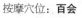

Step 3 ←

按摩穴位：**百会**
按摩手法：**二指压法**
按摩时间：**1~3 分钟**
按摩力度：**轻**

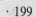

63 小儿惊风 从源头上治疗惊风

◎ 儿童经络按摩刮痧速查图典

小儿惊风又称为"小儿惊厥"，是一种小儿常见病，对年龄越小的孩子危害越大，主要症状表现为发病时四肢抽搐，伴高热、神昏。发病急骤的叫"急惊风"，可见于脑炎及其它传染性或感染性疾病。手足徐动，发病缓慢，不伴高热神昏的叫"慢惊风"，见于缺钙、脱水、营养不良等。凡抽搐病因已明确诊断者，及大脑发育不全、脑性瘫痪皆可照此法治疗。

刮痧取穴与刮拭顺序

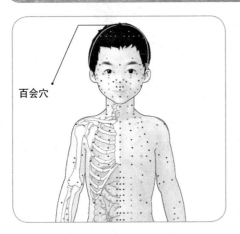

1 用角刮法刮拭头顶部的百会穴。

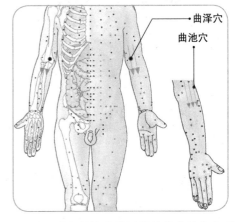

2 用面刮法刮拭手臂屈肘处的曲池穴和手臂阴面的曲泽穴。

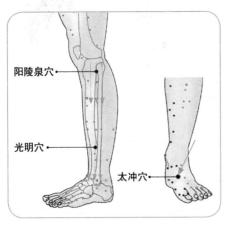

3 用面刮法刮拭小腿外侧的阳陵泉穴和光明穴。

4 用垂直按揉法按揉足部太冲穴。

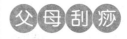

父母刮痧

时间	运板	次数
10~15 分钟	角刮法 面刮法 垂直按揉法	20~30 次

治疗小儿惊风的饮食配方

竹叶粳米粥：淡竹叶 30 克，粳米 50 克，冰糖适量，先将淡竹叶加水煎汤取汁，加入粳米煮成粥，拌入冰糖调味食用。每天 2 次，早晚食用，连食 1 周。

按摩取穴与按摩顺序

找准穴位

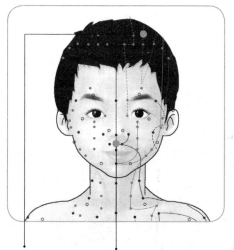

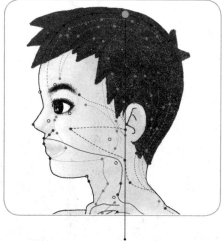

五处穴 在人体的头部，当前发际正中直上1寸，旁开1.5寸处

水沟穴 位于人体上唇上中部，人中沟的上1/3与中1/3的交点，用指压时有强烈的压痛感

前顶穴 在人体的头部，当前发际正中直上3.5寸，即百会穴前1.5寸处

按摩流程

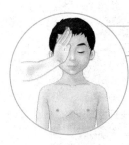

Step **1** ⬅

➡ Step **2**

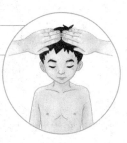

按摩穴位：**五处**
按摩手法：**食指压法**
按摩时间：**1~3分钟**
按摩力度：**适度**

按摩穴位：**前顶**
按摩手法：**中指压法**
按摩时间：**1~3分钟**
按摩力度：**轻**

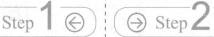

Step **3** ⬅

按摩穴位：**水沟**
按摩手法：**食指压法**
按摩时间：**1~3分钟**
按摩力度：**重**

饮食宜忌

忌食：鸡肉、油腻食品。
宜食：鲤鱼、米粥、冬瓜。

第九章 抓住突发意外的救命稻草

——小儿急症的治疗法

小儿自我保护能力比较弱，在遇到危险时很难自救，而且随着社会物质生活的丰富，儿童在家庭、室内以及自然灾害中遭受侵害的机率也在增加，父母在平时要掌握一些急救措施，在危急时刻可以增加孩子获救的机会，挽救孩子的生命。

父母除了学会紧急包扎、科学避难的技巧外，利用中医的按摩、刮痧法在晕厥、溺水急救等情况下也能发挥巨大的作用，因为人体有很多特效穴位关系人体命脉，也是父母需要掌握的。

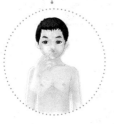

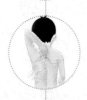

● 食物中毒　意外中毒的解毒救命法

● 晕厥　让孩子大脑意识不再空白

● 百日咳　提高抵抗力，扼杀嗜血杆菌

● 休克昏迷　紧急时刻掐人中

● 溺水急救　儿童夏季灾难的杀手

● 婴幼儿疟疾　赶走可怕的疟原虫

● 流行性腮腺炎　倒春寒时防疟腮

● 咯血　保护孩子呼吸通道的血液流动

● 新生儿破伤风　挽救新生命的紧急措施

本章看点

64 食物中毒 意外中毒的解毒救命法

由于小孩对食物的辨别不清，会吃下有毒的食物，有时也会因食物不干净、药物过期而引起食物中毒或者药物中毒。这时候，家长千万不要惊慌，除了要赶紧将孩子送往医院外，在等待救援的时间里，也可以运用按摩或刮痧疗法给孩子祛除毒素，尽可能地挽救孩子的生命。

刮痧取穴与刮拭顺序

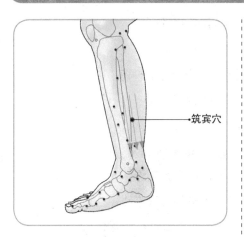

●筑宾穴

1 用面刮法刮拭小腿内侧近中央部分的筑宾穴。

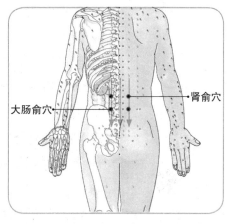

大肠俞穴●　　●肾俞穴

2 用面刮法刮拭腰部肾俞穴，可以治疗因饮水引起的中毒；用同样方法刮拭大肠俞穴，可以治疗因饮食不当引起的食物中毒。

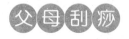
父母刮痧

时间	运板	次数
10~15分钟	面刮法	25~30次

治疗食物中毒的饮食配方

1. 食盐解毒：食盐60克，将食盐炒黄，用开水溶化内服，以催吐；也可用食盐1汤匙，炒后煎汤饮服，或者饮大量千分之五的盐水，然后用手指或羽毛刺激喉咙，促进呕吐。
2. 生姜汤解毒：生姜适量，单用生姜煎服，可解鱼蟹中毒；或煮食鱼蟹时，稍加几片生姜，以防中毒。

按摩取穴与按摩顺序

找准穴位

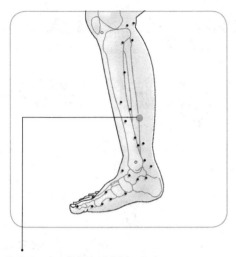

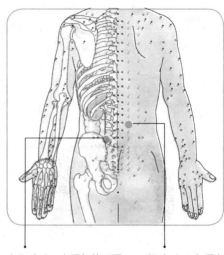

筑宾穴　在人体的小腿内侧，当太溪穴和阴谷穴的连线上，太溪穴上5寸处，腓肠肌肌腹的内下方

大肠俞穴　在腰部第2腰椎棘突下，旁开1.5寸

肾俞穴　在腰部第2腰椎棘突下，旁开1.5寸

按摩流程

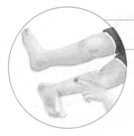

Step 1 ←

按摩穴位：**筑宾**

按摩手法：**中指折压法**

按摩时间：**1~3 分钟**

按摩力度：**重**

→ Step 2

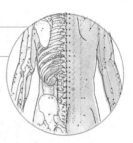

按摩穴位：**肾俞**

按摩手法：**拇指压法**

按摩时间：**3~5 分钟**

按摩力度：**重**

Step 3 ←

按摩穴位：**大肠俞**

按摩手法：**中指折压法**

按摩时间：**3~5 分钟**

按摩力度：**重**

预防食物中毒的注意事项

不让孩子吃腐败变质的食品，不吃生食、不吃剩食，不吃街头商贩兜售的食品。

65 晕厥 让孩子大脑意识不再空白

小儿晕厥是指患儿在很短时间内失去知觉的危机症状，一般会很快恢复，且对孩子的身体健康、智力不会有很大影响。但是若在此期间家长并不在场，则很有可能导致患儿遭到意外伤害。

刮痧取穴与刮拭顺序

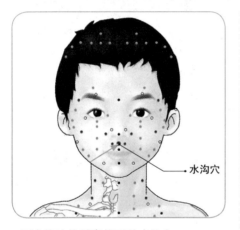

——水沟穴

1 用点按法按压鼻柱下的水沟穴。

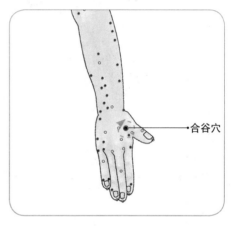

——合谷穴

2 用平面按揉法按揉手掌骨的合谷穴。

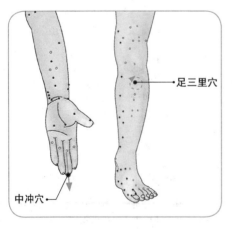

——足三里穴

中冲穴——

3 用面刮法刮拭中指上的中冲穴。
4 用平面按揉法按揉小腿正前方的足三里穴。

父母刮痧

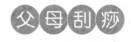

时间	运板	次数
10~15 分钟	面刮法 点按法 平面按揉法	20~30 次

治疗晕厥的急救方法

患儿发生晕厥后要令其平卧，保持头低脚高位，并松开患儿的衣服，打开室内门窗，便于空气流通，随时观察患儿的体温、呼吸、脉搏等情况，并在紧急处理后尽快送往医院治疗。在患儿清醒后，可给患儿服用温糖水或热饮料，适当补充一些能量。

按摩取穴与按摩顺序

找准穴位

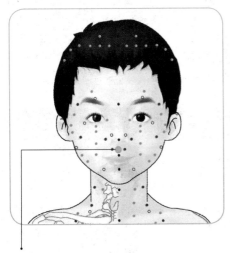

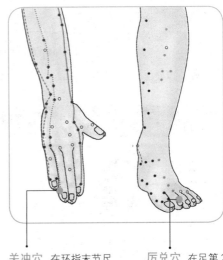

水沟穴 位于人体上唇上中部，人中沟的上 1/3 与中 1/3 的交点，用指压时有强烈的压痛感

关冲穴 在环指末节尺侧，距指甲角 0.1 寸

厉兑穴 在足第 2 趾末节外侧，距甲角 0.1 寸

按摩流程

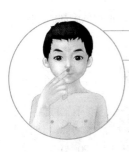

Step 1 ⟵

按摩穴位：**水沟**
按摩手法：**食指压法**
按摩时间：**1~3 分钟**
按摩力度：**重**

⟶ Step 2

按摩穴位：**关冲**
按摩手法：**拇指压法**
按摩时间：**1~3 分钟**
按摩力度：**适度**

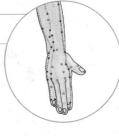

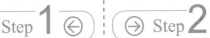

Step 3 ⟵

按摩穴位：**厉兑**
按摩手法：**拇指压法**
按摩时间：**1~3 分钟**
按摩力度：**适度**

预防晕厥的注意事项

平时多注意饮食，适当补充盐的摄入，避免动作突然改变，避免在特别闷热的环境下长久呆立。

66 百日咳 提高抵抗力，扼杀嗜血杆菌

百日咳是由百日咳嗜血杆菌引起的急性呼吸道传染病，一般发生在秋冬季节，主要症状为阵发性、痉挛性咳嗽，且咳毕完后伴有鸡啼样的吸气回声，外周血淋巴细胞增高，5岁以下的儿童易发此病。本病由于初期类似感冒，咳嗽不显，易被家长误认为感冒，错失治疗的最佳时间。近年由于广泛普及接种百日咳疫苗，其发病率已下降。

刮痧取穴与刮拭顺序

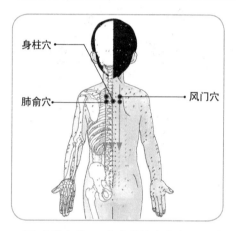

身柱穴
肺俞穴
风门穴

1 用面刮法从上到下刮拭脊背部的风门穴、身柱穴、肺俞穴。

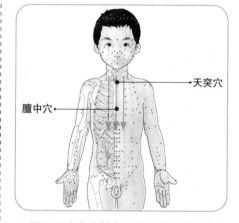

天突穴
膻中穴

2 用面刮法由内外向往刮拭胸部的天突穴至膻中穴。

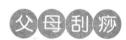

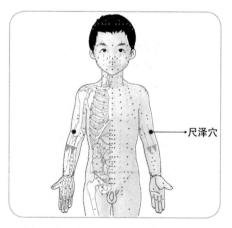

尺泽穴

3 用面刮法从上到下刮拭双手两侧的尺泽穴。

时间	运板	次数
10~15分钟	面刮法	20~30次

治疗百日咳的饮食配方

红枣胡萝卜汁：选胡萝卜120克和红枣10个，加入两杯半的水，熬煮至水变为1/3为止，然后趁热喝汁。

按摩取穴与按摩顺序

找准穴位

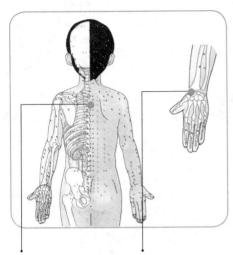
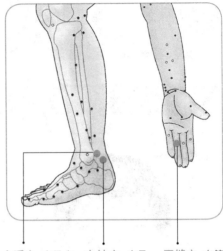

身柱穴 在人体后背部，当后正中线上，第三胸椎棘突下凹陷处

太渊穴 手掌心朝上，腕横纹的桡侧，大拇指立起时，有大筋竖起，筋内侧凹陷处就是这处穴位

太溪穴 在足内侧内踝后方，当内踝尖与跟腱间凹陷处

大钟穴 在足内侧内踝后下方，当跟腱附着部内侧前方凹陷处

四缝穴 在第2~5指掌侧，近端指关节的中央，当横纹中点

按摩流程

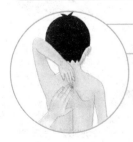

Step 1 ←

按摩穴位：**身柱**
按摩手法：**中指折叠法**
按摩时间：**3~5分钟**
按摩力度：**重**

→ Step 2

按摩穴位：**太渊**
按摩手法：**拇指压法**
按摩时间：**1~3分钟**
按摩力度：**适度**

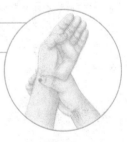

Step 3 ←

按摩穴位：**太溪、大钟**
按摩手法：**拇指压法**
按摩时间：**1~3分钟**
按摩力度：**适度**

→ Step 4

按摩穴位：**四缝**
按摩手法：**拇指压法**
按摩时间：**1~3分钟**
按摩力度：**适度**

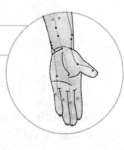

67 休克昏迷 紧急时刻掐人中

休克昏迷是指患儿因外伤、出血、烧烫伤等伤害或情绪过度刺激及恐惧而引起的一种血液循环量不足的情况，主要表现为患儿肤色苍白、冰冷，脉搏快而弱，呼吸浅而快，感觉口渴并可能有呕吐现象，若没有即时处理，会导致意识丧失、体温下降，并且可能死亡。

刮痧取穴与刮拭顺序

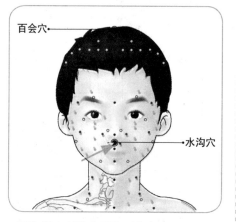

百会穴

水沟穴

1 用角刮法刮拭头顶部百会穴。
2 用点按法按压水沟穴。

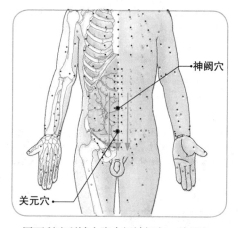

神阙穴

关元穴

3 用面刮法刮拭小腹中间神阙穴、关元穴。

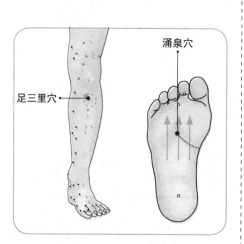

涌泉穴

足三里穴

4 用平面按揉法按揉足三里穴。
5 用面刮法刮拭脚底涌泉穴。

父母刮痧

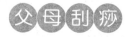

时间	运板	次数
15~20 分钟	角刮法 点按法 面刮法 平面按揉法	25~30 次

治疗休克昏迷的注意事项

对突然休克昏迷的患儿，要赶快送医院抢救，注意保暖，防止受凉，密切观察患儿的病情变化，防止意外损伤。

按摩取穴与按摩顺序

找准穴位

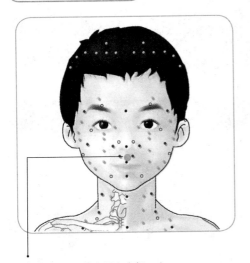

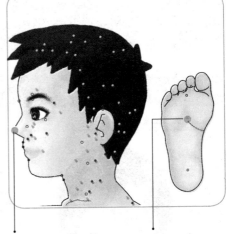

水沟穴 位于人体上唇上中部，人中沟的上 1/3 与中 1/3 的交点，用指压时有强烈的压痛感

素髎穴 在面部鼻尖正中央

涌泉穴 在足底足前部的凹陷处，第二、三趾的趾缝纹头端和足跟连线的前 1/3 处

按摩流程

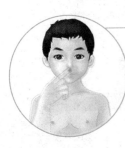

Step 1 ←

按摩穴位：**水沟**
按摩手法：**食指压法**
按摩时间：**1~3 分钟**
按摩力度：**重**

→ Step 2

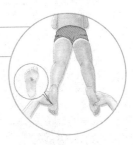

按摩穴位：**涌泉**
按摩手法：**拇指压法**
按摩时间：**1~3 分钟**
按摩力度：**重**

Step 3 ←

按摩穴位：**素髎**
按摩手法：**食指压法**
按摩时间：**1~3 分钟**
按摩力度：**重**

饮食宜忌

忌食：辛辣及油腻食品。
多食：牛奶、蔬果汁、肉汤。

68 溺水急救 儿童夏季灾难的杀手

夏季是儿童溺水死亡的高发期，靠近江、河、水塘的儿童溺水事件尤为多见，在儿童意外死亡中占很大的比例。由于儿童在溺水后容易紧张，自我控制能力弱，因此较成人而言，自我解救的能力更弱，若在落水 2~3 分钟后被救起，则症状较轻微，一旦时间过长，则抢救的成功率就降低了。

刮痧取穴与刮拭顺序

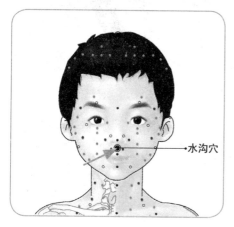

1 用点按法按压鼻柱上的水沟穴。

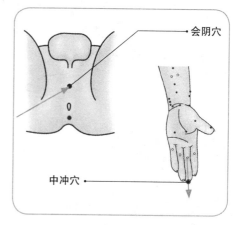

2 用面刮法刮拭中指上的中冲穴。
3 用点按法按压会阴部的会阴穴。

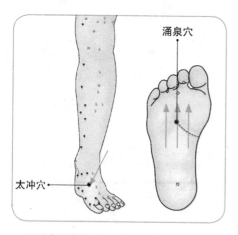

4 用垂直按揉法按揉足背上的太冲穴。
5 用面刮法刮拭足底上的涌泉穴。

父母刮痧

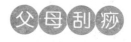

时间	运板	次数
10~15 分钟	面刮法 点按法 垂直按揉法	20~30 次

治疗溺水急救的注意事项

救出的溺水儿童，要立即消除口、鼻内的水、泥及污物，进行人工呼吸，并实施胸外心脏按摩。

按摩取穴与按摩顺序

找准穴位

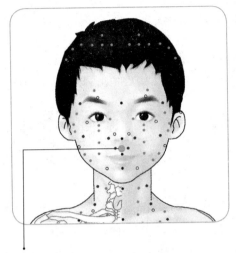

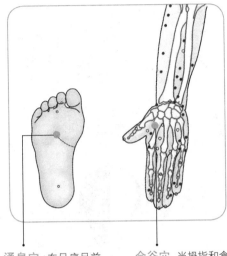

水沟穴 位于人体上唇上中部，人中沟的上 1/3 与中 1/3 的交点，用指压时有强烈的压痛感

涌泉穴 在足底足前部的凹陷处，第二、三趾的趾缝纹头端和足跟连线的前 1/3 处

合谷穴 当拇指和食指伸张时，在第一、二掌骨的中点，稍微偏向食指处

按摩流程

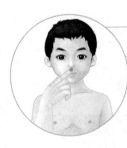

Step 1 ←

按摩穴位：**水沟**
按摩手法：**食指压法**
按摩时间：**1~3 分钟**
按摩力度：**重**

→ Step 2

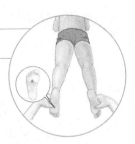

按摩穴位：**涌泉**
按摩手法：**拇指压法**
按摩时间：**1~3 分钟**
按摩力度：**重**

Step 3 ←

按摩穴位：**合谷**
按摩手法：**拇指压法**
按摩时间：**1~3 分钟**
按摩力度：**重**

婴幼儿疟疾 赶走可怕的疟原虫

疟原虫寄生在人体中所引起的传染病，婴幼儿疟疾发热多不规则，可表现为持续高热或体温忽高忽低，在发热前可以没有寒战表现，或仅有四肢发凉、面色苍白等症状，婴幼儿疟疾高热时往往容易发生惊厥。在中医理论中，疟疾由感受疟邪，邪正交争所致，是以寒颤壮热，头痛、汗出、间或休作为特征的传染性疾病，多发于夏秋季。

刮痧取穴与刮拭顺序

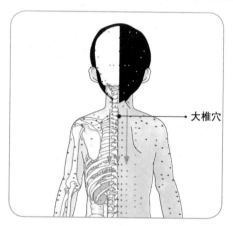

1 用面刮法刮拭大椎穴，按压力度较大，速度缓慢。

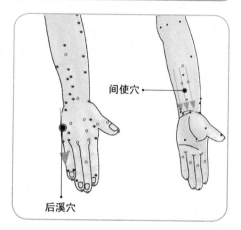

2 用疏理经气法从上而下刮拭间使穴。
3 用面刮法刮拭手小指外侧后溪穴。

父母刮痧

时间	运板	次数
10~15分钟	面刮法 疏理经气法 平面按揉法	20~30次

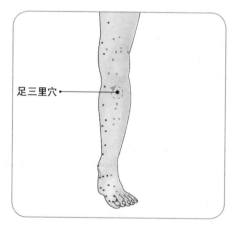

4 用平面按揉法按揉小腿正前方足三里穴。

预防婴幼儿疟疾的注意事项

疟疾主要是通过蚊虫传播，父母要切断传授途径，就要给孩子做好防护工作，春、夏天晚上睡觉要用蚊帐，到户外游玩时要使用防蚊设备。

按摩取穴与按摩顺序

找准穴位

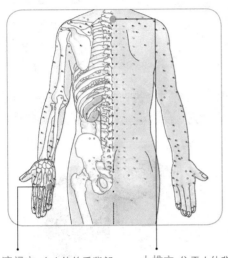

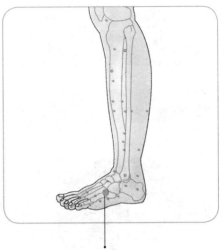

液门穴 在人体的手背部，当第四、五指间，指蹼缘后方赤白肉际的部位

大椎穴 位于人体背部正中线上，第七颈椎棘突下凹陷中

足临泣穴 在足背的外侧，第四趾和小趾跖骨的夹缝中

按摩流程

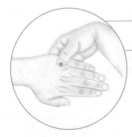

Step 1 ←

按摩穴位：**液门**
按摩手法：**拇指压法**
按摩时间：**1~3分钟**
按摩力度：**重**

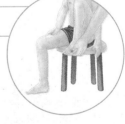

→ Step 2

按摩穴位：**足临泣**
按摩手法：**拇指压法**
按摩时间：**1~3分钟**
按摩力度：**重**

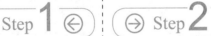

Step 3 ←

按摩穴位：**大椎**
按摩手法：**拇指压法**
按摩时间：**1~3分钟**
按摩力度：**轻**

治疗婴幼儿疟疾的饮食配方

1. 鸡蛋一个，白酒20毫升。取鸡蛋清调和入酒内，调匀后一次口服完。每周一次，连服二至三次有预防作用。用于治疗时用量加倍，发作前一至二小时顿服。

2. 新鲜鸡蛋3个，陈醋120克，将蛋打破调匀，和好陈醋置沙锅内煎开，待稍冷顿服。

70 流行性腮腺炎 倒春寒时防痄腮

流行性腮腺炎多是由风温病毒由口鼻而入，夹肝胆之火与阳明胃热上攻，郁热壅滞少阳经，以致外发腮颊肿胀而发病。一般发病于冬春季节，主要症状为腮肿作痛，发热，伴有头痛、咽喉痛、食欲不振等现象。中医治疗以清热解毒、疏风散结、软结消肿为主，穴位按摩和刮痧都是常用的方法。

刮痧取穴与刮拭顺序

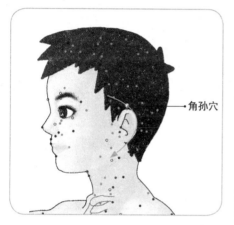

角孙穴

1 用角刮法刮拭耳朵上方的角孙穴。

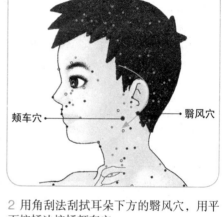

颊车穴　翳风穴

2 用角刮法刮拭耳朵下方的翳风穴，用平面按揉法按揉颊车穴。

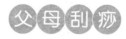

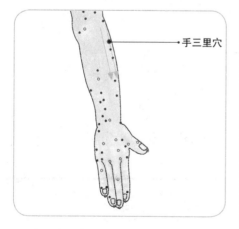

手三里穴

3 用面刮法从上到下刮拭小手臂阳面的手三里穴。

时间	运板	次数
10~15分钟	面刮法 角刮法 平面按揉法	20~30次

治疗流行性腮腺炎的饮食配方

1. 老丝瓜1条，切碎炒至微黄，研为细末。每次10克，开水送服，每日3次，连服5日。

2. 绿豆60克，白菜心2个。水煮服汤，每日2次。

3. 赤豆用水浸软，捣烂，用水或醋或蜂蜜或鸡蛋清适量，调成膏状，外敷患处。

按摩取穴与按摩顺序

找准穴位

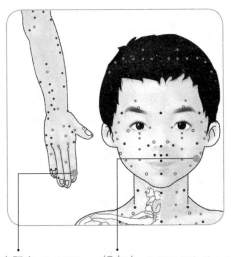
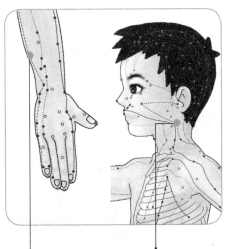

商阳穴 在食指的桡侧距离指甲角旁大约1分处

颊车穴 位于下颌角前上方大约一横指处，按之凹陷处（大约在耳下1寸左右），用力咬牙时，咬肌隆起的地方

支正穴 在前臂背面尺侧，当阳谷与小海连线上，腕背横纹上5寸

天容穴 在人体颈外侧部，当下颌角的后方，胸锁乳突肌的前缘凹陷中

按摩流程

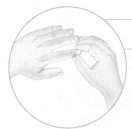

Step 1 ⟵

按摩穴位：**商阳**
按摩手法：**拇指压法**
按摩时间：**1~3分钟**
按摩力度：**轻**

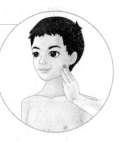

⟶ Step 2

按摩穴位：**颊车**
按摩手法：**中指折叠法**
按摩时间：**1~3分钟**
按摩力度：**适度**

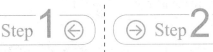

Step 3 ⟵

按摩穴位：**支正**
按摩手法：**拇指压法**
按摩时间：**1~3分钟**
按摩力度：**轻**

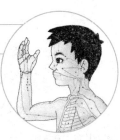

⟶ Step 4

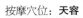

按摩穴位：**天容**
按摩手法：**中指折叠法**
按摩时间：**1~3分钟**
按摩力度：**适度**

71 咯血 保护孩子呼吸通道的血液流动

咯血是指喉头以下的呼吸道出血，经口腔咯出的病症，并伴有咳嗽动作，痰中带血或大口吐血都叫"咯血"。痰中带血是指少量出血与咳嗽咳痰同时出现，而大咯血多是支气管破裂时有大量鲜红色血突然咯出，患儿有时会因恐惧而昏倒。

刮痧取穴与刮拭顺序

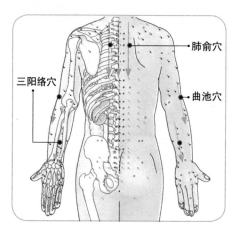

1 用面刮法刮拭脊背部的肺俞穴。
2 用面刮法刮拭小手臂阳面的曲池穴、三阳络穴。

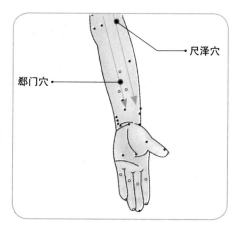

3 用面刮法刮拭小手臂阴面的尺泽穴、郄门穴。

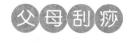

父母刮痧

时间	运板	次数
10~15分钟	面刮法	30次

预防咯血的注意事项

通过检查找到咯血的病因，积极治疗原发病，减少患儿的活动，避免情绪激动，禁食刺激性食物，避免剧咳或用力排便，以免诱发再次咯血。患儿要尽量注意休息，平卧，饮食多以易消化的食物为主，如米粥、蛋羹等。

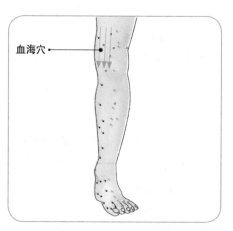

4 用面刮法刮拭大腿内侧的血海穴。

按摩取穴与按摩顺序

找准穴位

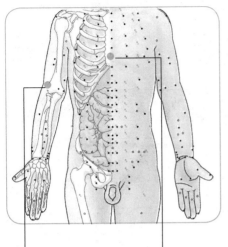
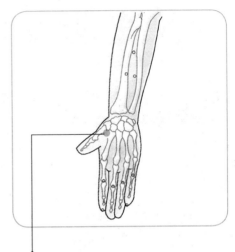

尺泽穴 位于手臂肘部，取穴时先让孩子手臂上举，在手臂内侧中央处有粗腱，腱的外侧即是此穴

膻中穴 在人体的胸部，人体正中线上，两乳头之间连线的中点

鱼际穴 手掌心朝上，在第一掌骨中点之桡侧，赤白肉的交际处

按摩流程

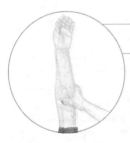

Step 1 ⟸

按摩穴位：**尺泽**
按摩手法：**拇指压法**
按摩时间：**1~3 分钟**
按摩力度：**适度**

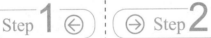

⟹ Step 2

按摩穴位：**鱼际**
按摩手法：**食指压法**
按摩时间：**1~3 分钟**
按摩力度：**适度**

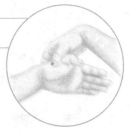

Step 3 ⟸

按摩穴位：**膻中**
按摩手法：**中指压法**
按摩时间：**1~3 分钟**
按摩力度：**重**

饮食宜忌

忌食：花椒、龙眼、樱桃、胡桃仁、杨梅。

多食：百合、藕、梨、花生、西瓜。

72 新生儿破伤风 挽救新生命的紧急措施

新生儿断脐时使用的用品不洁，或断脐后护理不当，为风冷水湿秽毒之邪所侵而致，俗称"脐风"、"撮口"，因其常在断脐后 7 日左右发病，故又称"七日风"，主要症状表现为唇青口撮，牙关紧闭，苦笑面容，甚或四肢抽搐，角弓反张，肚脐发黑，发病较快，且死亡率极高。

刮痧取穴与刮拭顺序

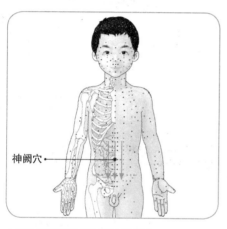

1 用面刮法刮拭肚脐的神阙穴。

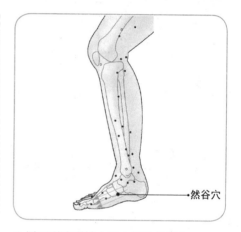

2 用面刮法刮拭小足内侧的然谷穴。

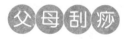

时间	运板	次数
10~15 分钟	面刮法	20~30 次

预防新生儿破伤风的注意事项

预防新生儿破伤风最有效的方法就是住院分娩，严格执行无菌操作，重视脐部处理，防止脐部感染，同时在患儿发病抽搐时不宜服药与喂奶。新生儿破伤风发病急，死亡率高，因此要及早治疗，不可延误。

治疗新生儿破伤风的饮食配方

1. 蝉蜕、葱汁各适量，以葱汁调蝉蜕末外敷患处，并以葱 60 克，蝉蜕 12 克煎服。

2. 杏仁 50 克、酒 500 毫升，杏仁擦去皮，碎研，蒸后晾干再细研过，入酒，绞取汁，再服 50 毫升，每日 2~3 次，并摩敷疮上。

按摩取穴与按摩顺序

找准穴位

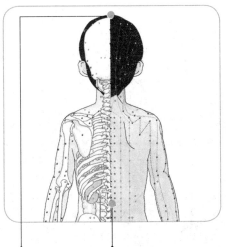

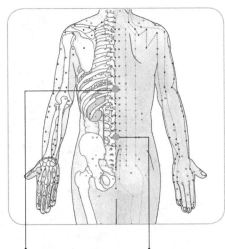

百会穴 位于人体头部，在头顶正中线与两耳尖端连线的交点处

命门穴 在人体腰部，当后正中线上，第二腰椎棘突下凹陷处，用指压时有强烈的压痛感

筋缩穴 背部后正中线下第9胸椎棘突下凹陷处

腰阳关穴 背部后正中线下第4腰椎棘突下凹陷处

按摩流程

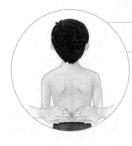

Step 1 ⟵

按摩穴位：**命门**
按摩手法：**中指折叠法**
按摩时间：**3~5分钟**
按摩力度：**重**

⟶ Step 2

按摩穴位：**百会**
按摩手法：**二指压法**
按摩时间：**1~3分钟**
按摩力度：**轻**

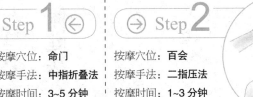

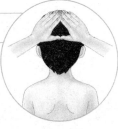

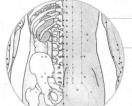

Step 3 ⟵

按摩穴位：**筋缩**
按摩手法：**中指折叠法**
按摩时间：**3~5分钟**
按摩力度：**重**

⟶ Step 4

按摩穴位：**腰阳关**
按摩手法：**中指折叠法**
按摩时间：**3~5分钟**
按摩力度：**重**

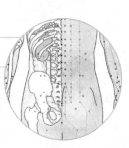

第十章 调节生活状态的法宝

——小儿日常健康的保健法

健康无小事，存在于点点滴滴、细致入微的生活状态中。父母充分了解中医日常保健常识，关心孩子身体的日常反应，将会对孩子的未来产生不可低估的影响。

本章从孩子经常会遇到的学习疲劳、睡眠不深、智力障碍等问题出发，从中医角度介绍养心安神、健脑益智的按摩、刮痧保健法，给予孩子最贴心的保护。

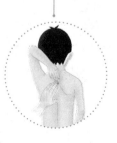

● 消除疲劳　儿童轻松学习的按摩刮痧法
● 改善睡眠　睡得好精神好的按摩刮痧法
● 安神定志　儿童遇事沉稳的按摩刮痧法
● 益智健脑　开发儿童智商的按摩刮痧法
● 开胃消食　改善肠胃易吸收的按摩刮痧法
● 减肥瘦身　不节食、不吃药的按摩刮痧法
● 考前保健　消除紧张情绪的按摩刮痧法

本章看点

73 消除疲劳 儿童轻松学习的按摩刮痧法

学龄儿童面临着越来越重的学业负担，学习、生活节奏长期处于紧张状态，长时间坐在教室，肌肉酸痛，四肢乏力，用眼过度，大脑倦怠，身体长期处于疲劳状态。父母要帮助孩子改变不好的学习习惯，配合学校不给孩子过重的学习压力和精神压力，同时以按摩、刮痧等方式为主导，配合饮食疗法，帮助孩子缓解疲劳。

刮痧取穴与刮拭顺序

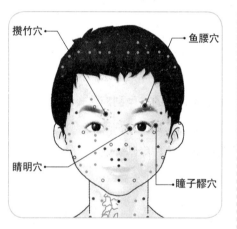

1 眼部：用垂直按揉法刮拭睛明穴；用平面按揉法从内眼角沿上眼眶经攒竹、鱼腰向外刮至瞳子髎，再从内眼角沿下眼眶经承泣缓慢向外刮至瞳子髎，力道适中且平衡，各5~10次。

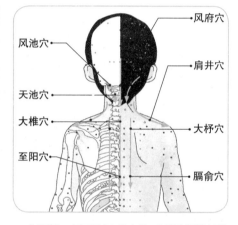

2 肩颈部：用面刮法从上往下刮拭颈部督脉的风府穴至大椎穴，用双角刮法刮拭两侧膀胱经天柱至大杼穴，用单角刮法刮拭双侧风池穴，用面刮法从内向外刮拭肩井穴。

3 腰背部：用面刮法刮拭背部督脉大椎穴至至阳穴，膀胱经大杼穴至膈俞穴。

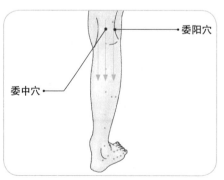

3 腿部：用面刮法从上到下刮拭委中穴、委阳穴。

父母刮痧

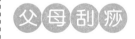

时间	运板	次数
10~15分钟	平面按揉法 垂直按揉法 角刮法 面刮法	30次

按摩取穴与按摩顺序

找准穴位

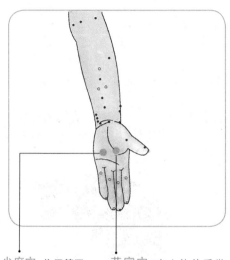

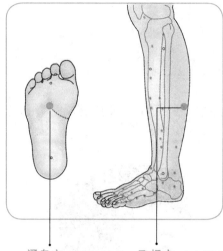

少府穴 位于第四、第五掌骨之间，屈指握拳时，小指尖处

劳宫穴 在人体的手掌心，即握拳屈指时，中指尖所在的部位

涌泉穴 在足底足前部的凹陷处，第二、三趾的趾缝纹头端和足跟连线的前 1/3 处

飞扬穴 在小腿后面，外踝后，昆仑直上 7 寸，承山穴外下方 1 寸处

按摩流程

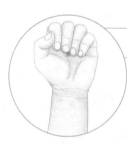

Step 1 ⟵

按摩穴位：**劳宫**
按摩手法：**拇指压法**
按摩时间：**1~3 分钟**
按摩力度：**重**

⟶ ### Step 2

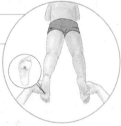

按摩穴位：**涌泉**
按摩手法：**拇指压法**
按摩时间：**1~3 分钟**
按摩力度：**重**

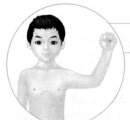

Step 3 ⟵

按摩穴位：**少府**
按摩手法：**拇指压法**
按摩时间：**3~5 分钟**
按摩力度：**适度**

⟶ ### Step 4

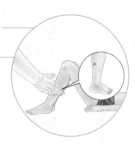

按摩穴位：**飞扬**
按摩手法：**二指压法**
按摩时间：**1~3 分钟**
按摩力度：**适度**

睡眠对孩子的发育成长有着极为重要的作用，睡眠不好不仅会影响孩子的生长，还会对智力发育、身体免疫力产生影响。中医理论认为："阳气尽则卧，阴气尽则寐。"因此，孩子的睡眠不好多因心火过旺、心肾失和、阴阳失调所致。通过按摩和刮拭头部和足部等身体部位的穴位，可以振奋阳气、滋阴降火、调节阴阳，有效改善孩子的睡眠状况。

刮痧取穴与刮拭顺序

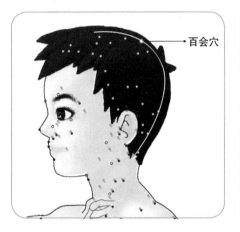

1 用角刮法刮拭督脉的百会穴。

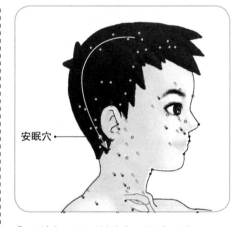

2 用单角刮法刮拭头部后的安眠穴。

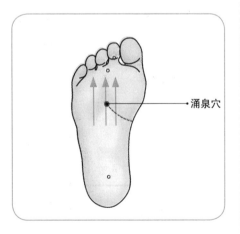

3 用面刮法刮拭脚底部的涌泉穴。

父母刮痧

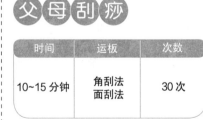

时间	运板	次数
10~15 分钟	角刮法 面刮法	30 次

改善睡眠的饮食配方

1. 睡前饮一杯热牛奶，可以帮助孩子镇定精神，帮助睡眠。

2. 将鲜桔皮或梨皮、香蕉皮 50~100 克，放入一个不封口的小袋内。晚上睡前把它放在枕边，帮助孩子睡眠。

按摩取穴与按摩顺序

找准穴位

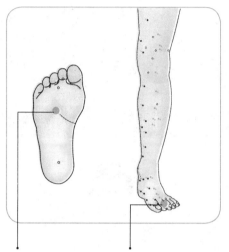

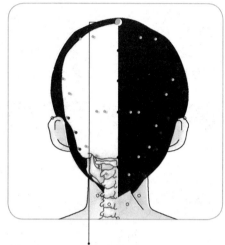

涌泉穴 在足底足前部的凹陷处，第二、三趾的趾缝纹头端和足跟连线的前 1/3 处

厉兑穴 厉兑穴在食指外侧，位于指甲生长处的边角向中指靠近 2 毫米的地方；第二厉兑穴在第二足趾甲根、边缘中央下方的 2 毫米处；第三厉兑穴在脚（右脚）的第三根趾头的第一关节和第二关节之间

百会穴 位于人体头部，在头顶正中线与两耳尖端连线的交点处

按摩流程

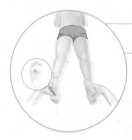

Step 1 ⬅

按摩穴位：**涌泉**

按摩手法：**拇指压法**

按摩时间：**1~3 分钟**

按摩力度：**重**

➡ Step 2

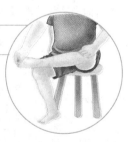

按摩穴位：**厉兑**

按摩手法：**拇指压法**

按摩时间：**1~3 分钟**

按摩力度：**适度**

Step 3 ⬅

按摩穴位：**百会**

按摩手法：**二指压法**

按摩时间：**1~3 分钟**

按摩力度：**轻**

治疗睡眠的注意事项

父母要帮助孩子养好良好的作息规律，形成睡眠生物钟，睡前不让孩子接触过多的刺激，安静进入睡眠状态。

75 安神定志 儿童遇事沉稳的按摩刮痧法

小儿时期的生理特点是机体柔嫩，气血未充，经脉未盛，神识未发，精气未足，神经系统发育不完全，对于外界事物的刺激反应非常敏感，易受惊吓，严重时甚至导致惊厥，特别是在患病期间更是如此。通过按摩穴位和刮痧的安神保健法可以帮助孩子培补元气，揉肝熄风，宁心安神，增强孩子适应外部环境的能力，保护孩子的身心健康。

刮痧取穴与刮拭顺序

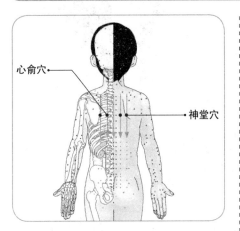

1 用面刮法刮拭背部的心俞穴和神堂穴。

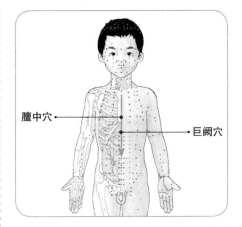

2 用单角刮法刮拭胸部正中膻中穴至巨阙穴。

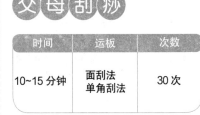

父母刮痧

时间	运板	次数
10~15 分钟	面刮法 单角刮法	30 次

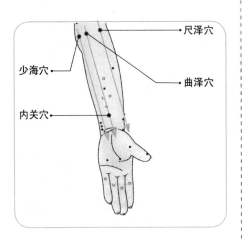

3 用面刮法从上到下刮拭上肢尺泽穴、曲泽穴、少海穴、内关穴。

安神定志的饮食配方

小米枣仁粥：小米 100 克，枣末 15 克，蜂蜜 30 克，小米煮粥，熟后加入枣仁末，搅匀，使用时，加蜂蜜。每日两次。

按摩取穴与按摩顺序

找准穴位

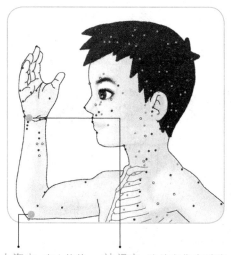

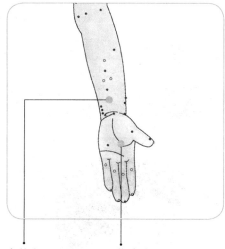

小海穴 在人体的肘内侧，当尺骨鹰嘴与肱骨内上髁之间的凹陷处

神门穴 该处穴位在手腕关节的手掌一侧，尺侧腕屈肌腱的桡侧凹陷处

内关穴 在人体的前臂掌侧，从近手腕的横皱纹的中央，往上大约三指宽的中央部位

劳宫穴 在人体的手掌心，即握拳屈指时，中指尖所在的部位

按摩流程

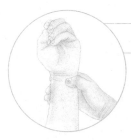

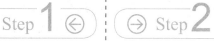

Step **1** ←

按摩穴位：**神门**
按摩手法：**拇指压法**
按摩时间：**3~5 分钟**
按摩力度：**适度**

→ Step **2**

按摩穴位：**小海**
按摩手法：**拇指压法**
按摩时间：**1~3 分钟**
按摩力度：**适度**

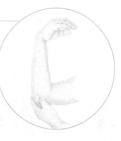

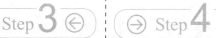

Step **3** ←

按摩穴位：**内关**
按摩手法：**拇指压法**
按摩时间：**1~3 分钟**
按摩力度：**重**

→ Step **4**

按摩穴位：**劳宫**
按摩手法：**拇指压法**
按摩时间：**1~3 分钟**
按摩力度：**重**

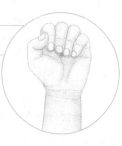

76 益智健脑 开发儿童智商的按摩刮痧法

小儿出生后的 1~3 年是大脑发育的黄金时期，大脑皮层发育迅速，因此 1~3 岁是开发孩子智力的黄金时期，且越早开发越好，3 岁之前是关键时期。帮助孩变聪明，既需要合理的饮食搭配，还需要按摩、刮痧的保健养生法，全面启发孩子智力。

刮痧取穴与刮拭顺序

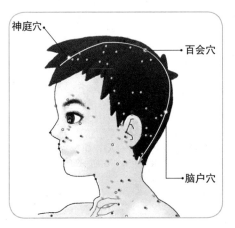

1 用角刮法刮拭百会穴、神庭穴和脑户穴。

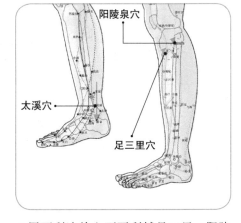

2 用面刮法从上而下刮拭足三里、阳陵泉、太溪穴。

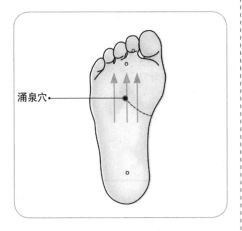

3 用面刮法刮拭足底部的涌泉穴。

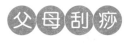

时间	运板	次数
10~15 分钟	面刮法	30 次

益智健脑的饮食配方

猪肝泥：鲜猪肝 100 克，去筋膜，洗净，放入锅内煮熟，然后将其切成小块，并剁成泥状，加入温开水调整干稠度，可喂 7 个月以上的宝宝。

按摩取穴与按摩顺序

找准穴位

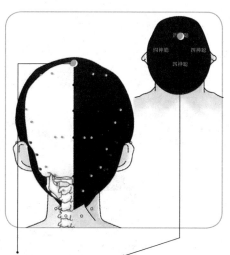

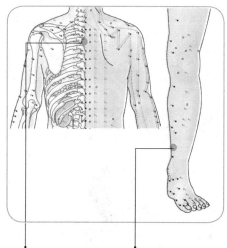

百会穴 位于人体头部,在头顶正中线与两耳尖端连线的交点处

四神聪穴 在头顶部,百会穴前后左右各1寸,共4穴

身柱穴 在人体后背部,当后正中线上,第三胸椎棘突下凹陷处

三阴交穴 在人体小腿内侧,足内踝上缘三指宽,踝尖正上方胫骨边缘凹陷中

按摩流程

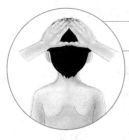

Step 1 ←

按摩穴位:**百会**
按摩手法:**二指压法**
按摩时间:**1~3 分钟**
按摩力度:**轻**

→ Step 2

按摩穴位:**四神聪**
按摩手法:**二指压法**
按摩时间:**1~3 分钟**
按摩力度:**轻**

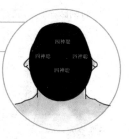

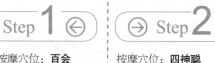

Step 3 ←

按摩穴位:**三阴交**
按摩手法:**拇指压法**
按摩时间:**1~3 分钟**
按摩力度:**适度**

→ Step 4

按摩穴位:**身柱**
按摩手法:**中指折叠法**
按摩时间:**3~5 分钟**
按摩力度:**重**

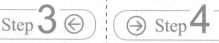

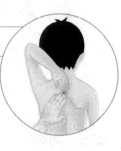

77 开胃消食 改善肠胃易吸收的按摩刮痧法

　　健康的脾胃功能对孩子的生长发育十分重要。一方面，小儿生长发育所需的营养物质都需要脾胃转化，另一方面，小儿的脾胃功能负担较重，一旦喂养不当，就会造成脾胃功能失调，甚至会导致脾胃病的发生。父母为孩子恰当实施按摩和刮痧，可以帮助孩子健脾和胃，调理胃肠功能，增进孩子食欲，让孩子爱吃饭、吃得香，不得肠胃病。

刮痧取穴与刮拭顺序

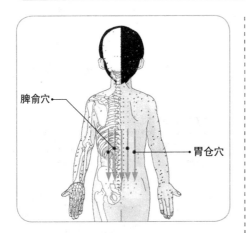

脾俞穴

胃仓穴

1 用面刮法刮拭膀胱经的脾俞至胃仓穴。

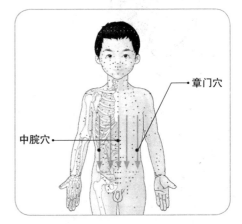

章门穴

中脘穴

2 用面刮法刮拭胸腹部的的中脘穴和章门穴。

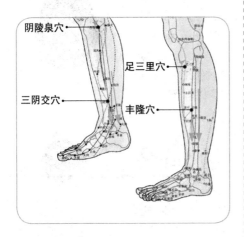

阴陵泉穴

足三里穴

三阴交穴

丰隆穴

3 用面刮法刮拭足三里穴、丰隆穴、阴陵泉穴、三阴交穴。

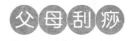

父母刮痧

时间	运板	次数
10~15分钟	面刮法	30次

开胃消食的饮食配方

　　小米粥：小米50克，鸡蛋一个。小米熬煮取汁，加入鸡蛋，稍煮，然后放入红糖。

按摩取穴与按摩顺序

找准穴位

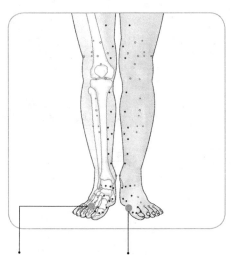
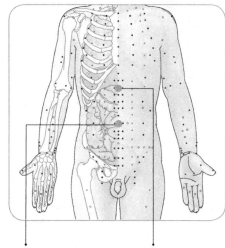

内庭穴 在足的次趾与中趾之间，脚叉缝尽处的陷凹中

太白穴 位于足内侧缘，当第一跖骨小头后下方凹陷处，即脚的内侧缘靠近足大趾处

神阙穴 在人体的腹中部，肚脐中央

上脘穴 在人体上腹部，前正中线上，当脐中上4寸

按摩流程

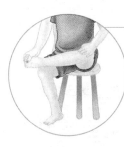

Step 1 ←

按摩穴位：**内庭**
按摩手法：**拇指压法**
按摩时间：**1~3分钟**
按摩力度：**适度**

→ Step 2

按摩穴位：**神阙**
按摩手法：**全手压法**
按摩时间：**1~3分钟**
按摩力度：**轻**

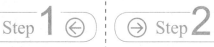

Step 3 ←

按摩穴位：**太白**
按摩手法：**拇指压法**
按摩时间：**1~3分钟**
按摩力度：**适度**

→ Step 4

按摩穴位：**上脘**
按摩手法：**中指压法**
按摩时间：**1~3分钟**
按摩力度：**重**

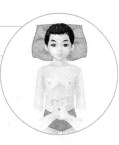
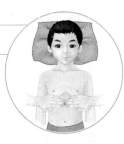

　　随着生活条件的好转，儿童肥胖正逐渐成为家长们的烦恼。医学上将体重超过同龄儿童20%以上的病症，称为"小儿肥胖症"。肥胖不仅影响了孩子的正常生活，同时对于他未来的身心健康也极为不利，除了通过控制饮食帮助孩子减肥外，适量的运动锻炼和按摩、刮痧方法也可以帮助孩子成功减肥瘦身。

刮痧取穴与刮拭顺序

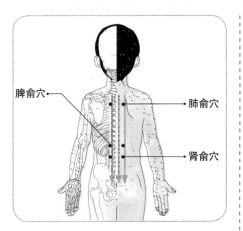

1 用面刮法刮拭肺俞穴、脾俞穴和肾俞穴。

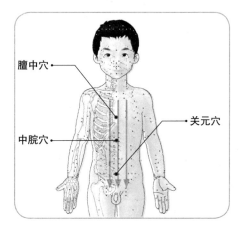

2 用面刮法刮拭膻中穴、中脘穴、关元穴。

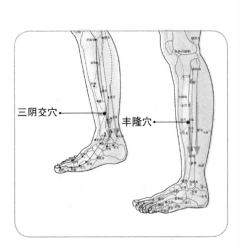

3 用平面按揉法按揉丰隆穴、三阴交穴。

父母刮痧

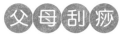

时间	运板	次数
10~15分钟	面刮法	30次

减肥瘦身的注意事项

　　小儿肥胖症多属于单纯性肥胖，只要坚持参加体育锻炼，合理控制饮食，就可以一步步减肥成功。同时，孩子减肥期间不要吃减肥药，以免引起其他疾病。

按摩取穴与按摩顺序

找准穴位

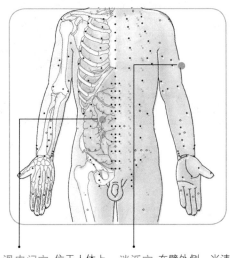
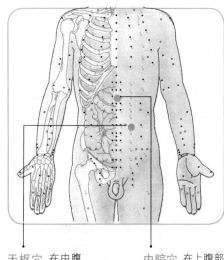

滑肉门穴 位于人体上腹部，在肚脐上方1寸处，距前正中线2寸

消泺穴 在臂外侧，当清冷渊与臑会连线中点处

天枢穴 在中腹部，肚脐左右两侧三指宽处

中脘穴 在上腹部前正中线上，当脐中上3寸

按摩流程

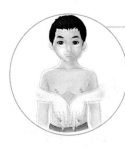

Step 1 ⊜

按摩穴位：**滑肉门**
按摩手法：**三指压法**
按摩时间：**1~3分钟**
按摩力度：**重**

⊖ Step 2

按摩穴位：**消泺**
按摩手法：**四指压法**
按摩时间：**3~5分钟**
按摩力度：**重**

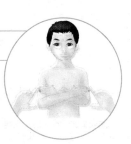

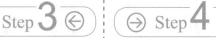

Step 3 ⊜

按摩穴位：**天枢**
按摩手法：**三指压法**
按摩时间：**1~3分钟**
按摩力度：**适度**

⊖ Step 4

按摩穴位：**中脘**
按摩手法：**中指折压法**
按摩时间：**1~3分钟**
按摩力度：**重**

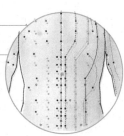

79

考前保健 消除紧张情绪的按摩刮痧法

学龄时期的儿童面临各种大大小小的考试，特别是像中考、高考等决定孩子未来的重大考试，更是非常重要。如何让孩子以平常心面对考试，缓解考试带来的紧张情绪，保证知识水平正常发挥，是非常重要的。在考试之前，父母为孩子适当进行按摩和刮痧，有助于孩子缓解疲劳，减轻压力，提神醒脑。

刮痧取穴与刮拭顺序

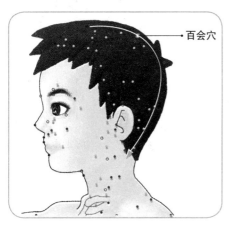

1 用角刮法刮拭头部的百会穴。

百会穴

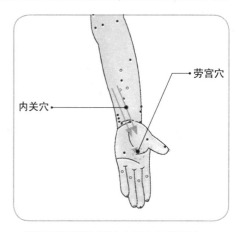

内关穴
劳宫穴

2 用平面按揉法刮拭内关穴和劳宫穴。

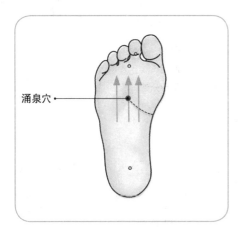

涌泉穴

3 用面刮法刮拭足底的涌泉穴。

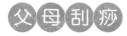

父母刮痧

时间	运板	次数
10~15分钟	面刮法	25~30次

考前保健的注意事项

重大考试对考生的重要程度不言而喻，但家长不要过度迷信安神补脑类营养品，应该让孩子合理饮食，正常休息，才能以平常心面对考试。

按摩取穴与按摩顺序

找准穴位

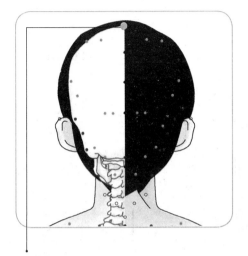

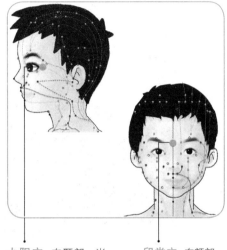

百会穴 位于人体头部，在头顶正中线与两耳尖端连线的交点处

太阳穴 在颞部，当眉梢与目外眦之间，向后约1横指凹陷处

印堂穴 在额部，当两眉头中间

按摩流程

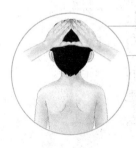

Step 1 ⊙

按摩穴位：**百会**
按摩手法：**二指压法**
按摩时间：**1~3分钟**
按摩力度：**轻**

Step 2

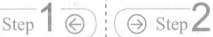

按摩穴位：**太阳**
按摩手法：**拇指压法**
按摩时间：**1~3分钟**
按摩力度：**适度**

Step 3 ⊙

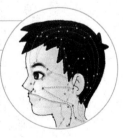

按摩穴位：**印堂**
按摩手法：**食指压法**
按摩时间：**1~3分钟**
按摩力度：**适度**

饮食宜忌

忌食：油炸食品、糖。
多食：牛奶、豆制品、蔬菜、水果。

第十一章 调理未来成长的本钱

——小儿体质养生的保健法

体质，即机体素质，是指在人体生命过程中，在先天禀赋和后天培养的基础上，所形成的与自然及社会环境相适应的功能和形态上相对稳定的固有特性。人类群体中普遍存在着个体差异，从而决定着有机体对某些致病因素极容易感染或病变，由此催生了中医养生理论。

先天禀赋、地理环境、饮食、性别差异以及精神状况都是体质差异形成的原因，就小儿而言，可分为六种不同的体质类型：正常体质、阴虚体质、痰湿体质、阳盛体质、气血两虚型、阳虚体质。

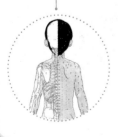

- 正常体质　科学养生，保持健康
- 阴虚体质　补齐不足，壮水制火
- 痰湿体质　调补肺脾肾，化痰除湿
- 阳盛体质　清热泻火，适当补阴
- 气血两虚体质　补气养气，补血养血
- 阳虚体质　温补阳气，着重脾肾

本章看点

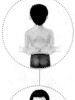

80

正常体质 科学养生，保持健康

> 正常体质是指人体阴阳平衡、气血充和、脏腑功能正常的体质形态。

　　小儿体形匀称健壮，肤色润泽，头发稠密有光泽，目光有神。鼻色明润，嗅觉通利，唇色红润，无口气。不容易疲劳，精力充沛。寒热均有较好的耐受力，睡眠良好，胃口好。大小便正常，观察舌头颜色，呈淡红，舌苔薄而白，脉和而有神。不易生病，对自然环境和社会环境的适应能力较强。

刮痧取穴与刮拭顺序

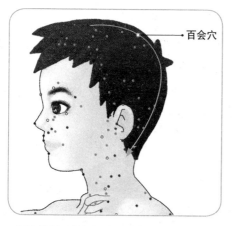

1 用角刮法刮拭头顶的百会穴。

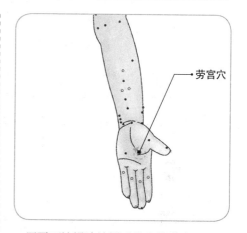

2 用平面按揉法按揉手掌心的劳宫穴。

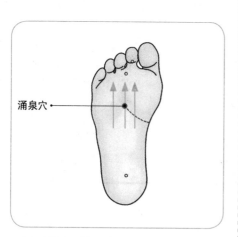

3 用面刮法刮拭足底的涌泉穴。

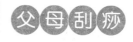

时间	运板	次数
10~15 分钟	角刮法 面刮法 平面按揉法	10~15 次

保持正常体质注意事项

　　正常体质的儿童在日常生活中要注意平衡膳食，起居有常，和畅性情，以做到平补阴阳，未病先防。

按摩取穴与按摩顺序

找准穴位

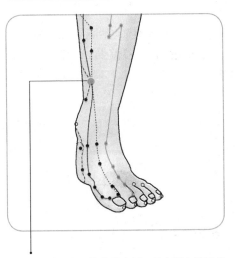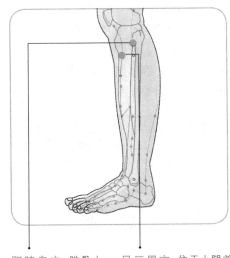

三阴交穴 在人体小腿内侧，足内踝上缘三指宽，踝尖正上方胫骨边缘凹陷中

阳陵泉穴 腓骨小头前下方的凹陷处

足三里穴 位于小腿前外侧，当犊鼻穴下3寸，距胫骨前嵴一横指（中指）处

按摩流程

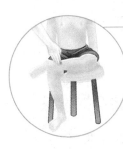

Step 1 ←

按摩穴位：**三阴交**

按摩手法：**拇指压法**

按摩时间：**1~3 分钟**

按摩力度：**适度**

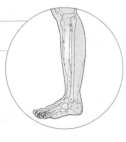

→ Step 2

按摩穴位：**阳陵泉**

按摩手法：**拇指压法**

按摩时间：**1~3 分钟**

按摩力度：**适度**

Step 3 ←

按摩穴位：**足三里**

按摩手法：**中指折叠法**

按摩时间：**1~3 分钟**

按摩力度：**重**

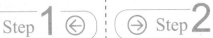

饮食宜忌

忌食：甜食、油炸食品、肥腻不易消化的食品。

宜食：瘦肉、鱼类、乳类、蔬菜、水果。

81 阴虚体质 补齐不足，壮水制火

> 阴虚体质是指濡养人体的阴液亏乏而以阴虚内热为主要特征的体质。

阴虚体质的小儿体形瘦长，手足心热，平时容易口燥热，咽喉干涩，爱喝冷饮。鼻腔偏干，鼻涕少，大便干燥，舌头红，口水偏少，舌苔偏少。性情急躁，外向活泼好动，容易出现阴亏燥热的病变，或者病后表现为阴亏。不耐热邪，耐冬不耐夏，也不耐受燥邪。

刮痧取穴与刮拭顺序

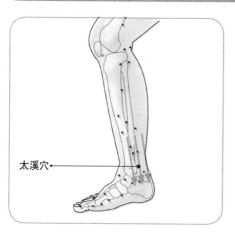

1 用角刮法刮拭太溪穴一带。

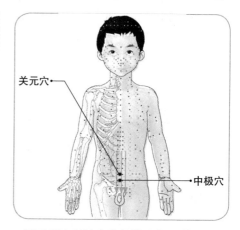

2 用面刮法刮拭小腹的关元穴、中极穴。

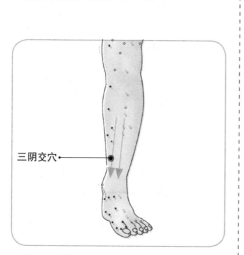

3 用平面按揉法按揉小腿内侧三阴交穴。

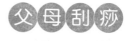

父母刮痧

时间	运板	次数
10~15分钟	面刮法 垂直按揉法 梳理经气法	10~15次

调理阴虚体质的饮食配方

黄瓜蜜条：黄瓜1500克，蜂蜜100克，将黄瓜洗净，去蒂把，剖开去瓤，切成条状，将黄瓜条放锅内，加少许水，用中火煮沸后，去掉汤汁，趁热加入蜂蜜调匀，再煮沸即成，适合12个月大的宝宝。

按摩取穴与按摩顺序

找准穴位

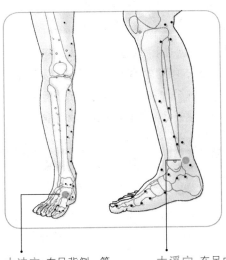

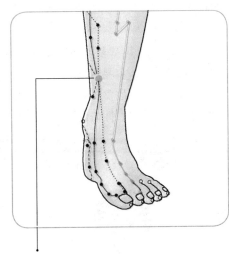

太冲穴 在足背侧，第一、二趾跖骨连接部位中。用手指沿拇趾和次趾的夹缝向上移压，到能够感觉到动脉的时候就是该穴位

太溪穴 在足内侧内踝后方，当内踝尖与跟腱间凹陷处

三阴交穴 在人体小腿内侧，足内踝上缘三指宽，踝尖正上方胫骨边缘凹陷中

按摩流程

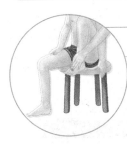

Step **1** ←

按摩穴位：**太冲**
按摩手法：**二指压法**
按摩时间：**3~5 分钟**
按摩力度：**轻**

→ Step **2**

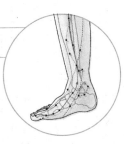

按摩穴位：**太溪**
按摩手法：**拇指压法**
按摩时间：**1~3 分钟**
按摩力度：**适度**

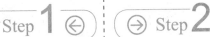

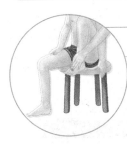

Step **3** ←

按摩穴位：**三阴交**
按摩手法：**拇指压法**
按摩时间：**1~3 分钟**
按摩力度：**适度**

饮食宜忌

忌食：羊肉、瓜子、爆米花、辣椒。
宜食：乌鸡、银耳、莲藕、蜂蜜。

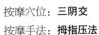

82 痰湿体质 调补肺脾肾，化痰除湿

痰湿体质多是先天形成，且后期饮食过于油腻导致了痰湿累积，主要表现为黏滞重浊的体质状态，体形肥胖，尤其是腹部肥胖松软。

痰湿体质的儿童多为油性皮肤，多汗水，容易胸闷，痰多。有些人面色淡黄发暗，眼圈微浮肿，容易困倦，舌头胖大，舌苔白腻，嘴里常有发粘、发腻、发甜的感觉，平时比较爱吃甜食和肥腻食物。大便正常或者略稀烂，小便量不多或者颜色稍微有些浑浊，脉象滑。性格偏温和、稳重，多善于忍耐，难耐梅雨季节以及湿润环境。

刮痧取穴与刮拭顺序

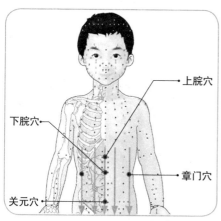

上脘穴
下脘穴
章门穴
关元穴

1 用面刮法从上到下刮拭腰腹部的上脘、下脘、章门、关元。

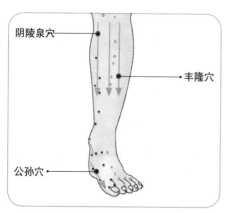

阴陵泉穴
丰隆穴
公孙穴

3 用面刮法从上到下刮拭丰隆穴、阴陵泉穴、公孙穴。

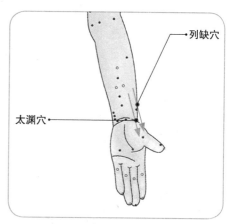

列缺穴
太渊穴

2 用面刮法从上到下刮拭手臂列缺、太渊穴。

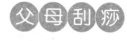

时间	运板	次数
10~15分钟	面刮法	10~15次

调理痰湿体质的饮食配方

薏苡仁红枣粥：薏苡仁50克，大米150克，红枣10枚，白糖30克，将薏苡仁、大枣、大米洗净，放入锅中，加水适量。将锅置于武火上烧沸，再用文火煮约50分钟米烂粥熟即可。

按摩取穴与按摩顺序

找准穴位

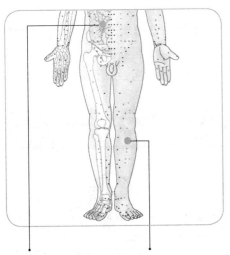

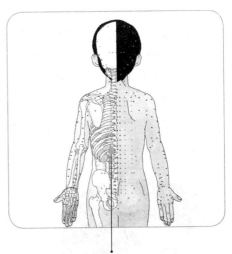

天枢穴 在中腹部，肚脐左右两侧三指宽处

足三里穴 位于小腿前外侧，当犊鼻穴下3寸，距胫骨前嵴一横指（中指）处

脾俞穴 人体的背部第十一胸椎棘突下，左右旁开两指宽处

按摩流程

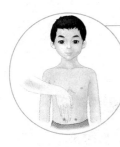

Step 1 ←

按摩穴位：**天枢**
按摩手法：**三指压法**
按摩时间：**1~3分钟**
按摩力度：**适度**

→ Step 2

按摩穴位：**脾俞**
按摩手法：**二指压法**
按摩时间：**3~5分钟**
按摩力度：**重**

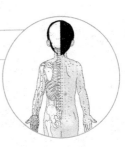

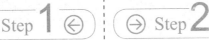

Step 3 ←

按摩穴位：**足三里**
按摩手法：**中指折叠法**
按摩时间：**1~3分钟**
按摩力度：**重**

饮食宜忌

忌食：肥肉、油腻食品。
宜食：赤小豆、扁豆、花生、橄榄、萝卜、冬瓜、紫菜、竹笋。

83 阳盛体质 清热泻火，适当补阴

阳盛体质是指人体阳气过于旺盛，以至于热象明显的体质状态。

阴虚体质的小儿体形瘦长，手足心热，平时容易口燥热，咽喉干涩，爱喝冷饮。鼻腔偏干，鼻涕少，大便干燥，舌头红，口水偏少，舌苔偏少。性情急躁，外向活泼好动，容易出现阴亏燥热的病变，或者病后表现为阴亏。不耐热邪，耐冬不耐夏，也不耐受燥邪。

刮痧取穴与刮拭顺序

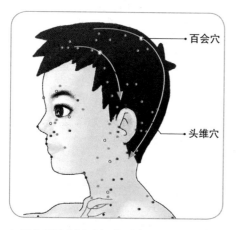

百会穴

头维穴

1 用角刮法刮拭头部的百会穴、头维穴。

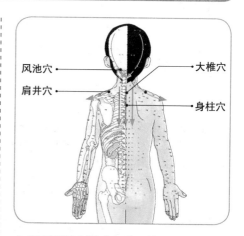

风池穴

肩井穴

大椎穴

身柱穴

2 用面刮法刮拭背部的大椎穴、身柱穴、风池穴、肩井穴。

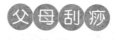

父母刮痧

时间	运板	次数
10~15 分钟	角刮法 面刮法 平面按揉法	10~15 次

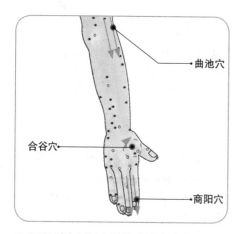

曲池穴

合谷穴

商阳穴

3 用面刮法刮拭上肢的曲池穴和商阳穴，用平面按揉法按揉合谷穴。

调理阳盛体质的饮食配方

蜜梨汁：秋梨一只，蜂蜜适量。将梨的上半部分切下一个小盖子形状，挖出核，放进蜂蜜，不宜太满，把切下的小梨盖盖上。锅里放适量水，把弄好的梨放在一个小碗里再放进锅屉，先大火把水烧开，转小火蒸二十分钟左右，熟后，蜂蜜已经渗透到梨里面，晾至温热即可用小勺割成小块让孩子食用。

按摩取穴与按摩顺序

找准穴位

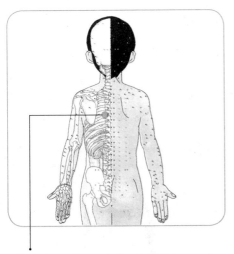

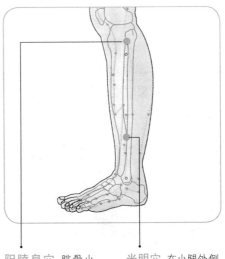

心俞穴 在背部，当第5胸椎棘突下，旁开1.5寸处

阳陵泉穴 腓骨小头前下方的凹陷处

光明穴 在小腿外侧，当外踝尖上5寸，腓骨前缘稍前方

按摩流程

Step 1 ⬅

按摩穴位：**心俞**
按摩手法：**二指压法**
按摩时间：**1~3分钟**
按摩力度：**适度**

➡ Step 2

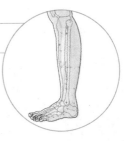

按摩穴位：**阳陵泉**
按摩手法：**拇指压法**
按摩时间：**1~3分钟**
按摩力度：**适度**

Step 3 ⬅

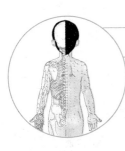

按摩穴位：**光明**
按摩手法：**拇指压法**
按摩时间：**3~5分钟**
按摩力度：**适度**

饮食宜忌

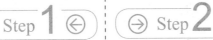

忌食：牛肉、鸡肉、辛辣食品。
宜食：西瓜、蔬菜、苦瓜、莲藕。

84 气血两虚体质 补气养气，补血养血

气血两虚体质是指身体气息低弱、血液不足，因此脏腑功能低下、生长发育功能减退的体质状态。

气血两虚体质的儿童一般形体不够健壮，比较弱小，肌肉不健壮，语音低怯、气短懒言，肢体容易疲乏，精神不振，容易出汗。舌头呈淡红色，舌体显胖大，舌边缘有齿印痕，脉象虚缓，容易头晕、健忘。有的大便稀烂，便后仍感觉"没拉完"，小便则正常或者量、次数偏多。性格内向、情绪不稳定，胆小，平素体质虚弱，容易感冒。

刮痧取穴与刮拭顺序

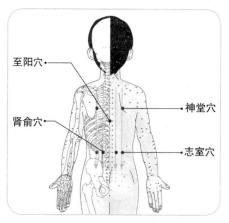

至阳穴
神堂穴
肾俞穴
志室穴

1 用面刮法刮拭至阳穴、神堂穴、肾俞穴、志室穴。

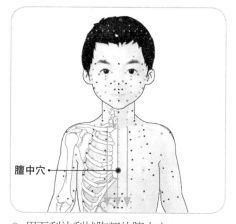

膻中穴

2 用面刮法刮拭胸部的膻中穴。

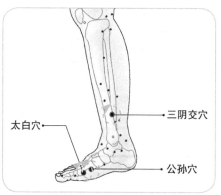

太白穴
三阴交穴
公孙穴

3 用平面按揉法按揉太白穴、公孙穴、三阴交穴。

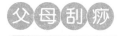

父母刮痧

时间	运板	次数
10~15分钟	面刮法 平面按揉法	10~15次

调理气血两虚体质的饮食配方

香菇炖鸡：土鸡腿2只，干香菇6朵，红枣12粒，姜2片，土鸡腿剁小块，氽烫过去除血水后冲净；香菇泡软、去蒂，红枣泡软。将所有材料放入炖盅内，淋酒1大匙，再加开水6杯。外锅加水2杯半，加盖蒸40分钟。起锅前加盐调味，拌匀后即可盛出食用。

按摩取穴与按摩顺序

找准穴位

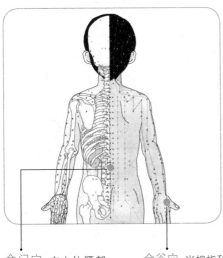

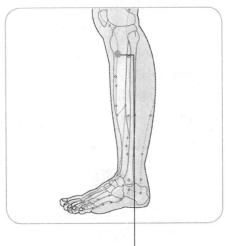

命门穴 在人体腰部，当后正中线上，第二腰椎棘突下凹陷处，用指压时有强烈的压痛感

合谷穴 当拇指和食指伸张时，在第一、二掌骨的中点，稍微偏向食指处

足三里穴 位于小腿前外侧，当犊鼻穴下3寸，距胫骨前嵴一横指（中指）处

按摩流程

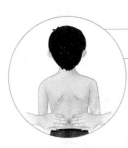

Step 1 ←

按摩穴位：**命门**
按摩手法：**中指折叠法**
按摩时间：**3~5 分钟**
按摩力度：**重**

→ Step 2

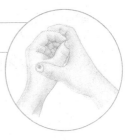

按摩穴位：**合谷**
按摩手法：**拇指压法**
按摩时间：**1~3 分钟**
按摩力度：**重**

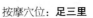

Step 3 ←

按摩穴位：**足三里**
按摩手法：**中指折叠法**
按摩时间：**1~3 分钟**
按摩力度：**重**

饮食宜忌

忌食：苦寒生冷的食品，如苦瓜、绿豆等。
宜食：红枣、黑木耳、黑米、胡萝卜、桂圆。

85 阳虚体质 温补阳气，着重脾肾

阳虚体质是指人体阳气不足，因此具有形寒肢冷等虚寒现象的体质状态。

阳虚体质的儿童体形白胖，肌肉不结实，平时怕冷，手足"热力不足"，喜欢热饮热食，精神不振，睡眠偏多。舌头颜色偏淡，略显胖大，边缘有齿印痕，舌苔湿润。脉象沉迟微弱，唇色淡，头发容易脱落，容易出汗。大便多稀烂，少量多次，尿则清长。性格多沉静、内向。

刮痧取穴与刮拭顺序

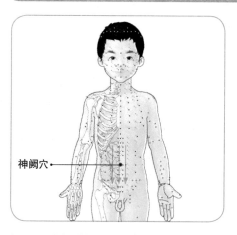

神阙穴

1 用面刮法刮拭腹部的神阙穴。

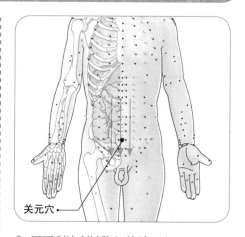

关元穴

2 用面刮法刮拭腹部的关元穴。

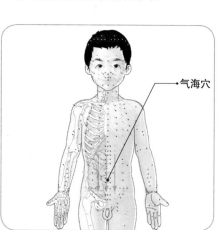

气海穴

3 用面刮法刮拭下腹部的气海穴。

父母刮痧

时间	运板	次数
10~15分钟	面刮法	10~15次

调理阳虚体质的饮食配方

韭菜粥：先煮粳米成粥，待煮沸后加入准备好的新鲜韭菜50克韭菜及少许油盐，同煮成粥即可食用。

按摩取穴与按摩顺序

找准穴位

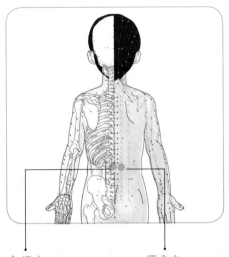

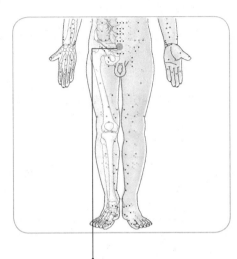

命门穴 在人体腰部，当后正中线上，第二腰椎棘突下凹陷处，用指压时有强烈的压痛感

肾俞穴 在腰部第2腰椎棘突下，旁开1.5寸

中极穴 在下腹部，前正中线上，当脐中下4寸

按摩流程

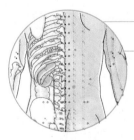

Step 1 ⊖

按摩穴位：**肾俞**
按摩手法：**中指折压法**
按摩时间：**3~5分钟**
按摩力度：**重**

⊖ Step 2

按摩穴位：**命门**
按摩手法：**中指折叠法**
按摩时间：**3~5分钟**
按摩力度：**重**

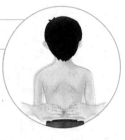

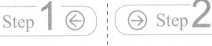

Step 3 ⊖

按摩穴位：**中极**
按摩手法：**中指折压法**
按摩时间：**3~5分钟**
按摩力度：**重**

饮食宜忌

忌食：香蕉、梨、鸭肉、兔肉。
宜食：葡萄、鸡肉、鱼类、无花果。

图书在版编目（CIP）数据

儿童经络按摩刮痧速查图典/《健康大讲堂》编委
会主编. -- 哈尔滨：黑龙江科学技术出版社，2014.6（2024.2重印）
ISBN 978-7-5388-7902-5

Ⅰ．①儿… Ⅱ．①健… Ⅲ．①儿童－经络－按摩疗法
（中医）－图解　②儿童－经络－刮搓疗法－图解　Ⅳ.
①R244-64

中国版本图书馆CIP数据核字(2014)第122067号

儿 童 经 络 按 摩 刮 痧 速 查 图 典

ERTONG JINGLUO ANMO GUASHA SUCHA TUDIAN

主　　编　《健康大讲堂》编委会
责任编辑　盛晓光
出　　版　黑龙江科学技术出版社
　　　　　地址：哈尔滨市南岗区公安街70-2号　邮编：150007
　　　　　电话：（0451）53642106　传真：（0451）53642143
　　　　　网址：www.lkcbs.cn
发　　行　全国新华书店
印　　刷　三河市天润建兴印务有限公司
开　　本　711 mm×1016 mm　1/16
印　　张　15
字　　数　200千字
版　　次　2014年11月第1版
印　　次　2014年11月第1次印刷　2024年2月第3次印刷
书　　号　ISBN 978-7-5388-7902-0
定　　价　68.00元